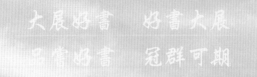

大展好書　好書大展
品嘗好書　冠群可期

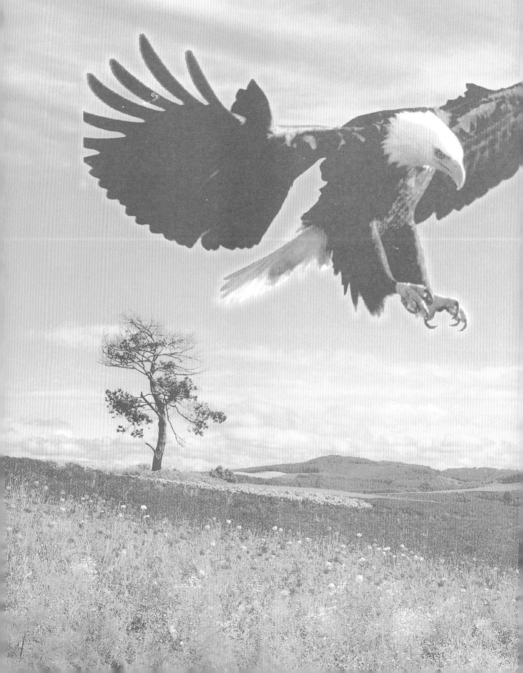

大展好書　好書大展
品嘗好書　冠群可期

中醫保健站：53

蕭通吾

脈診與臨床經驗

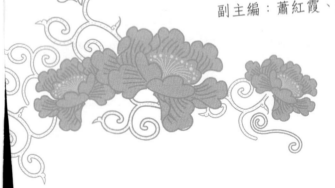

主　編：蕭漢璽、項　琪

副主編：蕭紅霞、蕭瑞霞、蕭霞

大展出版社有限公司

前　言

　　蕭通吾先生出身中醫世家，善治內、婦科疾病，是山西省名老中醫之一。蕭老診斷疾病注重四診合參，首重脈診。蕭老在繼承五世家傳脈訣的基礎上，經過六十餘年的臨床實踐，驗證了各種脈象與疾病變化的關係，透過診察脈搏的變化，來分辨疾病的病因、病位、病機和識別疾病的真偽，以及判斷疾病的進展與預後等方面都積累了豐富的經驗。幾十年來蕭老每日忙於應診，無暇著述，許多寶貴經驗世人難知，實為可惜。蕭老逝世後，其弟子蕭漢璽、項琪兩人對他的脈診經驗進行了整理，定名為《蕭通吾脈訣與脈案》，於 1982 年由山西人民出版社出版，深受廣大讀者歡迎，1986 年再版。

　　閒暇之餘，再次翻閱 1962 年至 1964 年跟隨蕭老學習的隨診筆記，我們認為他的臨床經驗有必要進行重新整理，在 1986 年出版的《蕭通吾脈訣與脈案》一書的基礎上加以增減，雖經反覆修改，亦未能全面反映蕭老的豐富經驗與學術特點。由於我們水準有限，時間倉促，謬誤之處在所難免，請讀者批評指正。

編　者

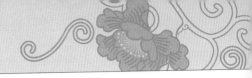

目錄

目錄

婦人診脈篇

內科驗案篇

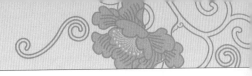

醫事傳略篇

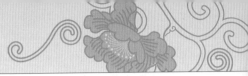

一、蕭通吾生平簡介

蕭通吾（1890—1973），男，字廣運，漢族，河北武安市人，出身中醫世家。1902 年家鄉連年旱災，無以聊生，蕭通吾遂與父親、伯父遷居山西省晉中市榆次區東陽鎮。他 7 歲開始讀私塾，在父輩行醫的影響下，12 歲開始隨父輩學醫，初步掌握了中醫學的基本理論和診斷治療疾病的基本技能。父輩先後去世後，因同族兄弟行醫者眾多，1913 年遷居太谷縣任村定居，開有「隆太和」藥鋪，邊看病邊賣藥，懸壺鄉里。「隆太和」藥鋪聲譽日隆，求診者絡繹不絕。

1953 年太谷縣任村成立第八診所，他積極響應，將藥鋪歸併診所，並在診所工作，數月後因診務繁忙，積勞成疾，突發腦血栓半身不遂回家休養。

1959 年身體剛剛康復，應太谷縣人民醫院的邀請，任職於中醫科。在太谷工作期間，省城眾多的患者慕名求診，不斷有中央和省領導前往看病。

為了工作方便起見，1962 年 2 月奉山西省衛生廳之令，蕭老赴山西省中醫研究所高幹門診工作。他行醫 60 餘年，醫術精湛，療效卓著，醫德高尚，頗負盛名，被評為山西省名老中醫。

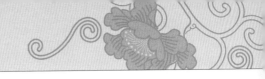

二、幼承家訓，懸壺故里

蕭通吾先生出身中醫世家，是第五代傳人。他的父親和伯父是山西榆次、太谷一帶的著名中醫，人稱「大蕭」「二蕭」。伯父善治急性熱病，療效卓著，其父親擅長內科虛勞雜症和婦科疾病，有豐富的臨床經驗。

蕭老自幼熟讀諸子百家，為學習中醫打下了堅實的文化基礎。蕭老受到家庭的薰陶，耳聞目染，萌發憐惜患者之心，立志繼承家訓，學習醫學，正式拜伯父和家父為師。在父輩的嚴格要求和耐心的教育下，熟讀《湯頭歌訣》《瀕湖脈學》《蕭氏家傳脈訣》《藥性賦》《醫學三字經》等啟蒙醫書，循序漸進，由淺入深，為掌握好醫學的基礎知識奠定了堅實的基礎。

然後進一步學習《黃帝內經》《傷寒論》《金匱要略》《溫病條辨》等經典著作，在父輩深入淺出的講解下，不僅掌握了主要的醫學原理，而且對重要篇章進行了精讀和背誦。

在此基礎上，每天隨師侍診，記載病案，抄方取藥，並參加中藥炮製和丸、散、膏、丹的製作，進一步打下了中醫學的基本功。

透過臨床實踐的鍛鍊，蕭老認為必須學習醫學名家，遍覽歷代醫學名著，繼承家傳之寶貴經驗，是學習醫學成才的重要途徑。

對溫病學說和內、外、婦、兒各科的代表著作以及

著名醫家醫案醫話進行學習，尤其對《脈經》《東醫寶鑒》《臨證指南醫案》等著作的學習有深刻的體會和心得，他認為葉天士立方遣藥變通前人之法，自出機杼，理論亦多有獨特見解，讀後能使人廣開思路，頗多啟迪。

經過 8 年多的隨師學習，他於 23 歲時開始獨立行醫。他悉心整理研究先輩所遺留的醫案，總結臨床經驗，數年後成為當地小有名氣的醫生。

由於他醫術精湛，不僅善治內科和婦科疑難雜症，而且對一些重症治療無望的病人，透過四診合參，根據天人相應、五運六氣和五行生剋制化的理論，常常能夠較準確地推算出死亡季節。對貧困的患者經常不收診費，且饋贈藥品，因而他的名聲大振，求診者絡繹不絕，在當地群眾中有很高的威望。

據世人傳說，誰家的媳婦得了重病，必請蕭老診斷治療，即使治療無效，亦死而無憾。如果病危前未請蕭老診斷治療，去世後娘家人是不答應的。可見，蕭老醫療技術之精，聲譽之高，非一般醫家可比。

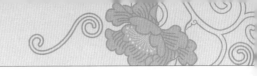

三、崇尚實踐，刻意創新

　　實踐是檢驗真理的唯一標準，而中醫學是一門應用科學，是來源於醫療實踐而總結形成的，尤其是臨床醫學其實踐性更強。

　　蕭老對此有深刻的理解，他常說：「熟讀王叔和，不如多臨床。」他在隨師學習中，不僅在門診學習，而且隨師出診，對每個患者都要進行望、聞、問、切全面診斷，提出自己的初步診斷和辨證論治、處方用藥的意見，然後再與老師的處理結果對應，對自己診斷和用藥不當之處，認真地加以分析，直到理解其醫學的原理。

　　例如，在門診給一位 30 歲的女患者看病，老師診斷脈象後，告訴患者已經懷孕了，只是身體較虛弱，注意飲食調養，避免過度疲勞，即可足月順產。

　　蕭老對此診斷不明白其機理，根據《素問‧平人氣象論》之「婦人手少陰脈動甚者，妊子也」的理論，婦女懷孕脈象應當是兩尺脈滑利有力，而此患者兩尺脈浮而細小，而兩寸關脈細滑，與一般婦女懷孕脈象不符。

　　其師對他說：育齡婦女一向月經規律，突然過時不來，脈見緩滑流利，兩尺滑甚者，為氣血充沛育胎之脈象。而今天所診之婦人月經不行，雖然見兩尺脈浮而細小，但脈搏按之不絕，是素體陰血不足之表現，兩寸關脈細滑，說明氣血尚未調和，不影響懷孕，故可診斷為懷孕。這些臨症經驗加深了他對婦人懷孕脈象的理解與應

用。

　　在蕭老從醫 60 餘年的實踐中，一直堅持臨床工作，對於上門求診者或要求會診、出診者，有求必應，從不拒之門外。由於診務繁忙，積勞成疾，突發腦血栓半身不遂。在他 70 餘歲腦血栓半身不遂好轉後，仍堅持上午門診工作。有時患者半夜來求診，他帶病應診，從無怨言。這不僅反映了蕭老全心全意為患者服務、救死扶傷的高尚品德，而且也反映了他堅持臨床、崇尚實踐的精神，也是他成為名醫的成功之道。

　　透過醫療實踐，蕭老不斷地研究總結臨床經驗，不斷地創新，發展中醫理論，逐步形成診斷疾病首先注重脈診，臟腑辨證貫徹治療疾病的始終，治療虛勞雜病尤其重視調補脾腎，應用運氣學說診斷治療疾病等的學術思想。他在《蕭氏家傳脈訣》的基礎上進一步總結整理，系統地歸納總結了 28 脈左右手寸、關、尺分部主病的理論，並附醫案加以論證。

　　蕭老對人迎氣口脈的理論作了充實與發揮，他認為人迎脈左關前一分之處，其脈上不及寸，下不及尺，獨居於寸關之間，在主病中除外感證多見外，在內傷雜病中主肝氣火旺、痰熱上壅、血熱經多等病證。蕭老認為，氣口脈在右關前一分之處，上不達寸，下不及尺，亦居於寸關之間，主病以內傷飲食為主。

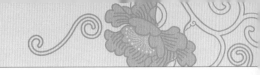

四、積極參與，捍衛中醫

　　蕭老先生在為廣大人民群眾診斷治療疾病、救死扶傷的醫療實踐中，深刻地認識到中醫學是一個偉大的醫學寶庫，是中國文化遺產的瑰寶，它不僅有系統的理論體系，而且有良好的臨床療效，兩千年來為中華民族的生存、繁衍以及人民的身體健康作出了不可磨滅的貢獻。因而，他對中醫學特別熱愛，確立了為中醫事業奮鬥終生的信念。然而，在民國初年，北洋政府教育總長汪大燮提出廢止中醫的主張，引起中醫界的不滿。

　　1916年余雲岫在《靈素商兌》中提出中醫不科學，應當廢止的反動主張。1929年國民黨政府通過了《廢止舊醫以掃除醫事衛生之障礙案》，不承認中醫的合法地位，激起了中醫界的極大憤慨。蕭老積極參加請願運動，並毅然參加了以楊醫亞先生為首的全國「國醫砥柱社」並擔任太谷縣範村分社助理員。他積極組織當地中醫藥人士，參加全國的請願運動，為「闡發國醫國藥之學術，期華夏神醫發揚光大，雪東亞病夫之恥辱，恢復民族固有的健康」，為保衛中醫的合法地位而奮鬥。

　　經過廣大中醫藥工作者的共同奮鬥，迫使國民黨政府取消了廢止中醫案，公佈了《中醫條例》，在中央衛生署設立「中醫委員會」，中醫爭得了合法存在的地位。蕭老為爭得中醫的合法地位，作出了自己應有的貢獻。

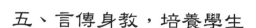

五、言傳身教，培養學生

　　蕭老在跟隨父輩學醫的實踐中，深刻地體會到學習中醫學不僅要自己勤奮學習，而且隨師學習是最根本的途徑，因此，他破除「父以傳子」的保守思想，以師帶徒的方法培養中醫人才。新中國成立前先後培養了十餘位徒弟，他們成為太谷、榆次、太原等地的中醫內科、中醫婦科、中醫兒科、骨科的業務骨幹。新中國成立後，蕭老回應政府的號召積極帶徒，為地方和部隊培養了一部分中醫人才，很多徒弟成為醫院骨幹。

　　1962 年，蕭老已 70 餘歲，腦血栓半身不遂剛剛好轉，不顧年老體衰，積極回應國家提出搶救名老中醫的學術思想和臨床經驗的號召，選拔優秀的青年中醫，開展了名醫帶高徒的繼承工作。

　　由於這些徒弟是中醫院校畢業又臨床多年的業務骨幹，故蕭老從高的起點來要求。在理論學習中，要求進一步學習中醫四大經典著作，尤其對《傷寒論》《金匱要略》《溫病條辨》要深入研究，掌握辨證論治的思維方法和用藥規律以及用藥的劑量，做到辨證準確、用藥輕靈活潑。對葉天士的《臨證指南醫案》等名著要認真學習，深入理解其辨證用藥的特點。對家傳《蕭氏脈訣》要熟讀背誦，體會其脈學的真諦，做到邊學習邊寫讀書筆記和心得體會。

　　在臨床實踐中，要求學生上午跟師應診，對患者進

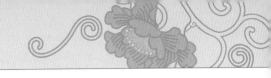

行診斷，尤其對脈象要仔細診察，提出初步的診斷辨證和
處方用藥。然後認真地觀察他診斷的方法，尤其對脈象的
診查、辨證用藥等，要求學生一一對應，切實做到深入理
解和掌握，並將病例詳細記載。

對學生一時不理解的問題，他立即進行講解，從而
使學生對脈學的理解拓寬了思路。

蕭老在臨床診斷治療和培養學生中，強調要運用中
醫的辨證思維方法，掌握和運用好中醫望、聞、問、切全
面診斷的方法，辨證要準確，用藥處方要剛柔相濟，輕起
難關。對西醫學的診斷治療方法他亦十分重視，要求學生
儘量地掌握和應用中西醫結合的方法，可以提高臨床療
效。例如，一位噎嗝症的患者，蕭老診斷後，並詳細地分
析了該患者西醫檢查診斷的情況，認為有進行手術治療的
機會，比單純應用中藥治療效果好，建議患者立即進行手
術治療，然後再進行中藥扶正培本的治療，使其獲得更好
的療效。

由於蕭老在培養學生中，認真負責，百問不厭，啟
迪後學，注意帶教的方法，培養出一批中醫骨幹，成為中
醫院校的教授、主任醫師、管理人才，省直醫療單位的科
室主任，為繼承發揚中醫藥學作出了卓越的貢獻。

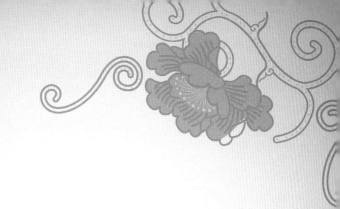

學術思想篇

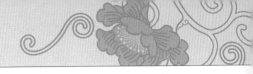

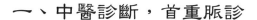

一、中醫診斷，首重脈診

脈診是中醫學四診中重要的組成部分，是最具有中醫特色的徵象之一，它雖然居於四診之末，但是，它是最重要的一種有效的診斷方法，成為中醫辨證論治不可缺少的重要客觀依據。

《古今醫統》指出：「脈為醫之關鍵，醫不察脈則無以別證，證不別則無以措治，醫為名脈，則成良醫，證候不明，則為庸醫。」蕭老從虛勞雜症的症狀複雜，難以診斷和辨證的特點分析，認為脈診可以反映正邪盛衰和病性之虛實，因此，他強調在診斷疾病時，應當首先重視脈診。他說：「脈法為施治之本，善診者，首求病本，而脈為求本之法也。蓋五臟六腑居其中，氣血之循行，必見於脈，或內傷，或外感，脈皆應之。識其脈而知其病，內傷外感概不混淆，細心推求，不致誤病也。」

在運用脈診中，除了做到細緻入微，尋求脈形，辨別病機外，還應掌握以下幾個要點。

（一）脈診的部位

關於脈診的部位，《素問》中曾記載有包括頭、手、足的「遍診法」，漢代張仲景在《傷寒論》中提出包括人迎（頸外動脈）、寸口（橈動脈）的三部診法，但後世均少採用。歷來普遍選用的切脈部位是「寸口」，即切按病人橈動脈腕後表淺部位。

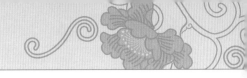

「寸口」又稱「氣口」或「脈口」，分寸、關、尺三部。掌後高骨（橈骨莖突）的部位為「關」。關前（腕端）為寸，關後（肘端）為尺。兩手各有寸、關、尺三部，共為六脈。關於三部脈分候臟腑的問題，歷代論說頗多，但基本精神是一致的。

現臨床常用的劃分方法是：右寸候肺，右關候脾胃，右尺候腎（命門），左寸候心，左關候肝，左尺候腎。總的來說是體現了「上（寸脈）以候上（軀體上部），下（尺脈）以候下（軀體下部）」的原則，這在臨床上有一定的參考意義，但也不能把三部候臟腑的方法機械地看待，臨診時需結合具體的病症綜合各方面情況加以分析，才能得出比較正確的診斷。

（二）診脈的方法

切脈時讓病人取坐位或仰臥位，手臂與心臟近於同一水平位，直腕仰掌，以使血流暢通。對成人切脈，用三指定位，即先以中指按在掌後高骨定關，然後用食指按在關前定寸，用無名指按在關後定尺。三指應呈弓形，指頭齊平，以指腹按觸脈體。布指的疏密要與患者的身高相適應，身材高大布指宜疏，身材矮小布指宜密。小兒寸口脈部位甚短，不容三指以候寸、關、尺，可用「一指（拇指）定關法」，而不細分三部。

在診脈如何確定寸口脈的寸、關、尺部位，對切診脈象的準確性有重要的意義。診脈部位為什麼要先定左

關，蕭老認為，首先應當確定左關脈的部位，因為左關為中，上下氣通。而肝主春、主木、主風，為少陽初生之氣，自然界萬物皆生於春木，故有一年之季生於春的說法。人體的陽氣亦生於肝，因為肝主少陽春生之氣，陽氣生則萬物化安，人體的臟腑氣化功能正常，身體健康。而人體之脈氣由陽氣的鼓動，才能正常地循行。所以人體的陽氣先生於肝木，其脈亦始行於肝，故有「左肝居中，上下氣通」的說法。因而在診脈確定寸口脈的寸、關、尺部位時，應當首先取左關肝木的脈位。木能生火，故左關生左寸屬心。君火生相火，故左寸生右尺，主命門。火生土，故右尺生右關屬脾。土生金，右關生右寸屬肺。金生水，右寸生左尺屬腎。

　　切脈時常運用三種不同的指力以體察脈象，輕用力按在皮膚是浮取，名為「舉」，重用力按至筋骨為沉取，名為「按」，不輕不重，中等度用力按到肌肉為中取，名為「尋」。寸、關、尺三部，每部有浮、中、沉三候，合稱「三部九候」。臨證時，根據需要可採取不同的指力，浮中沉舉按尋，也可在脈位挪移推尋，以探索脈象。

　　三指平布同時切脈，稱為「總按」，是診脈的常法。為了有重點地瞭解某一部脈象，也用一個指單按，這叫做「單按」或「單診」。臨床上，總按與單診常配合使用。切診時，應有一個安靜的內外環境，若患者剛經過較大的活動，應先讓其休息片刻，然後切脈。切診者必須呼吸均勻、平靜、態度認真，把注意力集中於指下。每次診脈的

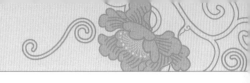

時間，不少於 5 分鐘。

脈診是診斷疾病的方法之一，但不能作為唯一的診斷方法，必須結合望、聞、問診，綜合分析，即「脈證合參」，才能作出正確的診斷。臨床上以脈證相應為多見，但也有不相應的，則應根據具體情況具體分析，故臨床上有「捨脈從證」的，也有「捨證從脈」的。

捨脈從證：

指辨證過程中，當脈證表現不一致時，經過分析，以臨床症狀作為審定病機、確定治療方案的依據時，稱為捨脈從證。較多用於一些急性病病情複雜時。

例如：患者高熱神昏，但脈濡緩，證屬邪熱內閉，由於病勢急驟或被邪阻遏，故脈象未能反映熱邪內閉的本質，因此當從臨床表現，急用清營透熱法。

捨證從脈：

指在辨證過程中，當脈證表現不一致時，經過分析，以脈象作為審定病機、確立治療方案的依據時，稱為捨證從脈。較多用於一些慢性病病情複雜時。

例如：大咯血的患者，血雖止但脈不呈細弱的虛象，而反現滑數，滑數之脈，主內有熱邪，勢必迫血妄行而再度出血，故症狀好轉只是暫時的現象，應據脈而確定瀉火寧血的治則。

（三）欲知病脈，必先識常脈

歷代醫家都十分重視脈診，把它作為臨床診病、辨

證不可缺少的客觀依據之一，故常用來識病因，析病機，定病位，辨病性，測病勢之進退預後等，尤其是在辨證候的真假、寒熱、虛實之時，更有重要的診斷價值。

診脈是一種技藝，《難經·六十一難》云：「望而知之謂之神，聞而知之謂之聖，問而知之謂之工，切而知之謂之巧。」《內經》謂：「善為脈者，必以此類奇恒，從容知之。」

然而，《脈經》曰：「脈理精微其形難辨，弦緊浮芤，輾轉相類。在心易了，指下難明。即欲知病脈，必須識常脈，以常衡變，以變識病，初學之時常含混不清。」徐靈胎曾說：「微茫指下，最難知，各緒尋來悟治絲。」他說診脈和治絲差不多，必得其頭緒方能有條不紊。

健康人的脈象稱為正常脈象，一般是不浮不沉，不大不小，不強不弱，不快不慢，均勻和緩，節律整齊，又稱為平脈或緩脈，平脈至數清楚一息（即一呼一息）之間 4～5 次，相當於 72～80 次，節律、強弱一致。脈象受體內外因素的影響而發生生理的或暫時的變化，也屬正常，如年齡越小，脈跳越快。

青壯年體強，脈多有力，年老人體弱，脈來較弱，成年女性較成年男性脈細弱而略快，瘦人脈較浮，胖人脈多沉，重體力勞動，劇烈運動，長途步行，飲酒飽餐，情緒激動，脈多快而有力，饑餓時則脈較弱。

中醫脈學專著中主要記載的病脈有 28 種，然而根據脈位、脈率、脈力、脈形、脈流的流利度及節律等劃分的

脈象往往是混合構成，有些病脈是兩種以上單一脈複合組成的脈，例如：感冒之脈見浮數（風熱感冒）、浮緊（風寒感冒）、沉遲（陽虛感冒）、細數（陰虛感冒）。臨證見細脈為諸虛，也見濕阻之候，滑脈者為妊娠之脈，也見痰飲諸候，食積內停之徵。

（四）要掌握綱脈

歷代醫家對綱脈認識不一致，有的以浮、沉、遲、數為四大綱脈，有的以浮、沉、遲、數、滑、澀、虛、實為八綱脈。

蕭老根據臨床實踐的體會，按照脈位、脈形、脈勢、脈數的特點，提出以浮、沉、遲、數、虛、實為六綱脈，將二十八脈加以歸類，便於掌握脈象，互相鑒別。

他認為浮脈類以輕手取之即得，凡洪、芤、革、濡、弦、散六脈皆屬此類；沉脈類以重手取之而得，包括伏、牢二脈；數脈類以脈來一息六至以上為特點，凡促、動、緊、疾四脈皆為此類；遲脈類以脈來一息三至為特點，包括緩、澀、結、代四脈；虛脈類是舉按無力，凡散、細、弱、短、微五脈皆為此類；實脈類是脈來舉按有力，長、滑二脈皆屬此類。這樣以六綱的分類方法，對脈象的鑒別有重要意義。

例如：虛脈類中細、弱、微三脈，從脈象來區別，共同點都是脈來不足，但是它們各有不同：微脈極細極軟，按之欲絕，若有若無，細而稍長；細脈小於微脈，細

直而軟，若絲棉之應指；弱脈極軟而沉，深按之乃得，舉
手無有。從主病來區別，共同點都主虛弱的病症，但是，
微脈偏主陰陽氣血兩虛的疾病，細脈偏主陰血不足的病
症，弱脈偏主陽氣虛弱的疾病。透過這樣的鑒別，可以將
每一種脈象理解的更為深刻。

（五）用「五十動」法

　　《靈樞‧根結》指出：「所謂五十營者，五臟皆受
氣，持其脈口，數其至也。……五十動而不一代者，以為
常也，以知五臟之期。予知短期者，則乍數乍疏也。」
　　蕭老認為《內經》的這一理論十分重要，因為人體
脈氣在體內運行，一晝夜為 50 周次，營運五臟之精氣。
在寸口切脈，脈搏跳動 50 次而無歇止，是五臟健康、精
氣旺盛的徵象；如果在脈搏跳動 40 至中有 1 次歇止者，
是腎的臟氣衰敗之象；如果在脈搏跳動 30 至中有 1 次歇
止者，是腎、肝兩臟臟氣衰敗之象；如果在脈搏跳動 20
至中有 1 次歇止者，是腎、肝、脾三臟臟氣衰敗之象；如
果在脈搏跳動 10 至中有 1 次歇止者，是腎、肝、脾、心
四臟臟氣衰敗之象；如果在脈搏跳動不滿 10 至中就有 1
次歇止者，是五臟臟氣都已衰敗之象。因此，在診察脈象
時必須候脈跳動滿 50 次，謂之一營。
　　尤其對於一些複雜的脈象，還需要候脈 2 個或 3 個
50 動，才能診得準確的脈象。否則，三指一按，倉促了
事，對初診脈大，久按脈小的虛象，初診脈小，久按脈沉

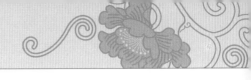

伏之實象，初診脈搏跳動規律，久按出現結、代、促之象，均不能在短時間內能切按脈搏而診斷出來，必然造成診斷之失誤，治療無效。

（六）脈應合六氣

蕭老認為《內經》的「天人相應」的整體觀，同樣適用於診斷脈象之中，因而，他主張結合五運六氣學說來分析脈象之主病。儘管春弦、夏鉤、秋毛、冬石為四時之正常脈象，但是，要想能夠更為確切地分析脈象與氣候的關係，應當應用六氣分期診脈更能準確。

因為初之氣係厥陰風木之時，陽氣初生，其脈微弦；二之氣為少陰君火主時，三之氣為少陽相火主氣，均為陽氣隆盛，氣血充盛，其脈洪大和滑；四之氣為太陰濕土主氣時，濕盛困陽，其脈緩濡；五之氣為陽明燥金主時，陽氣收斂，其脈輕浮；六之氣為太陽寒水主時，陽氣閉藏，其脈沉石於內。因而，在每一氣中按照人體陰陽氣血升降盛衰之理，提出浮、中、沉的診脈方法。

如初之氣為春生之氣，人體陽氣由初生而漸盛，其臟應肝，其脈微弦。而陽氣生於冬至，由微到盛，脈搏亦相應的變化。故從大寒之日，脈以沉弦和緩為順；大寒後20日，脈以中取微弦為順；大寒後40日，脈以浮取微弦為順。這種以沉、中、浮各取20日的診脈方法，更能詳細地分辨脈搏之異常。

如果應當沉取之時而見浮象，為有餘之象，即「脈

先至者為陽有餘」之意；若應浮取之時而見沉象，為不足之脈，即「脈後至者為不足」之理。

例如大寒後 20 天中，左關脈應中取，反見浮弦之脈，多為肝陰不足，肝陽上亢之頭暈、耳鳴、目眩等症，治以育陰平肝，用白芍、鱉甲、麥冬、桑葉、菊花、白蒺藜、梔子等藥治之。若大寒後 40 天，左關脈應浮取，今見沉弦之脈，此為肝鬱氣滯之胸痛、脘悶、納呆等症候，應以疏肝解鬱之法治之，選用柴胡、鬱金、青皮、白芍、紫蘇等藥治療。

（七）診人迎氣口脈

蕭老對人迎、氣口脈的診法亦為重視。他根據《雜病源流犀燭》中關於人迎、氣口脈之原理，對此作了充實發揮。

1. 人迎脈

蕭老認為，人迎脈的部位在左手關前一分，其脈上不及寸，下不及關，獨居於寸關之間。人迎脈的脈形，多見浮、緊、虛、細、洪、數、滑等 7 種脈象。在主病中，以外感病多見外，在內傷雜病中以肝氣火旺、痰熱上壅、血熱經多等疾病為主。

如痰火擾心，出現膽熱不寐證，多見滑數之脈；痰氣凝結、氣機不暢之胸痹證，多見滑大而結之脈；肝陰不足，虛火上炎證，或婦人肝經有熱，迫血妄行之月經過多

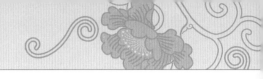

者，均見虛大之脈。

案❶：王某，女，27 歲，1964 年 6 月 17 日初診。

【主症】自訴患肝炎已 3 年，經常頭暈耳鳴，腰酸腿困，夢多，納呆，月經先期而至，下肢浮腫，面色萎黃，舌苔黃而微膩。脈象為人迎脈弦滑，右關脈沉細而結。

【憑脈辨證】人迎脈弦滑，主肝陰不足，肝經鬱熱；右關脈沉細而結，為脾虛痰濕壅滯。綜觀脈症，此為肝熱脾虛，痰濕上擾之眩暈證。

【治法】育陰清熱，健脾祛痰。

【方藥】製何首烏 9 克　枸杞 6 克　菊花炭 5 克桑葉 5 克　羚羊角 1 克　茯神 9 克　石菖蒲 6 克　炒遠志 5 克　橘皮 6 克　半夏 5 克　雞內金 1.5 克　生薏仁 12 克冬瓜皮、冬瓜仁各 9 克　甘草 1.5 克。

每日 1 劑，水煎服。

服上方 4 劑，頭暈減輕，浮腫已消，精神好轉，繼服上方，去冬瓜皮、冬瓜仁。又服藥 10 劑，諸症痊癒。

案❷：郭某，女，39 歲，1964 年 5 月 10 日初診。

【主症】自訴從去年 4 月份流產後，每月經來量多持續八九天方淨，色紫有塊，伴腰背酸困，頭暈身倦，面色萎黃，爪甲扁平。診其脈象，人迎脈虛滑大，兩尺虛弱。

【憑脈辨證】人迎脈虛滑大為陰虛火旺，迫血妄行，病久肝腎陰虧，故兩尺脈虛弱，此為陰虛火旺之月經過多

證。

【治法】養沖固經，滋陰清熱。

【方藥】便浸當歸 9 克　鹿角膠（烊化）5 克　龜板膠（烊化）9 克　阿膠（烊化）9 克　白薇 6 克　沙參 9 克　黑丹皮 6 克　黑川芎 6 克　黑艾葉 3 克　側柏炭 6 克　煆紫石英 6 克　黑杜仲 5 克　川斷 5 克　甘草 1.5 克。

每日 1 劑，水煎服。

服上方 5 劑，月經已淨，上方加香附 5 克製成丸劑，以善其後。

【按】上述兩例均感為內傷性疾病。王某是痰火壅滯的眩暈證，故人迎脈弦滑，以清肝健脾祛痰之劑治癒。郭某為陰虛火旺的月經過多證，故人迎脈虛滑大，以養陰清熱固經之方收效。前者為有餘之證，後者為不足之證，有虛實之不同。從而說明人迎脈外感或內傷的病症都能見到，臨床上應當分辨脈之有力與無力，疾病之虛實，才能辨證準確，疏方精當。

2. 氣口脈

蕭老認為，氣口脈的脈位在右手關前一分，上不達寸，下不及關，亦獨居於寸關之間。該脈多見濡、澀、結、緊、沉、動、滑大、虛大等脈象。

其主病以內傷為主，如傷食症多見滑大而數之脈，脾虛濕盛或胃濁不降者多見緩大之脈，脾胃虛弱肺氣不足者以虛大而短之脈多見。

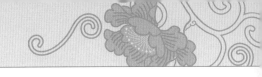

案❶：刑某，女，20 歲，1964 年 8 月 10 日初診。

【主症】產後 50 天，乳汁不足，食慾不振，食後胃灼熱，頭暈乏力，舌苔薄白少津。診其脈象，氣口脈虛大，左脈虛細。

【憑脈辨證】氣口脈虛大，主脾胃虛弱，左脈虛細，主陰血不足，此為脾虛血弱之乳汁不足證。

【治法】養血健脾。

【方藥】當歸身 9 克　川芎 6 克　炮甲珠 3 克　王不留行 9 克　白朮 3 克　陳皮 6 克　通草 1.5 克　茯苓 6 克　白茫子 5 克　甘草 1.5 克。

每日 1 劑，水煎服。

服上方 4 劑，食慾增進，乳汁增多。

【按】本例為氣血兩虛，胃氣不充，故氣口脈虛大為虛證，治以養血通乳之劑。因此，氣口脈主內傷雜症有虛實之分，應從脈之用力與無力鑒別。同時說明氣口脈多見於肺、脾胃的病變。

（八）分辨八綱，脈診為要

為了準確地分析陰陽、表裏、寒熱、虛實的八綱辨證，蕭老認為脈診最能反映其證候的實質，因而，他強調分辨八綱，脈診為要。

1. 脈診與陰陽

　　陰陽是八綱辨證的綱領。蕭老認為，診斷脈象首先應當從脈之陰陽分析主病，即陰脈主陰證，陽脈主陽證。凡是脈來有力，為太過之象，如浮、滑、實、洪、動等皆為陽脈，主陽、表、熱、實證；凡是脈來無力，為不足之象，如沉、微、緩、澀、遲、伏、濡、細、弱等脈皆為陰脈，主陰、裏、寒、虛證。

　　其次從脈的陰陽部位分析主病，即寸部為陽位，主上焦之疾患；尺部為陰位，主下焦之疾病。同時要從診脈方法之舉按來分析主病，即浮取為陽主陽病，沉取為陰主陰病。不僅如此，臨床診脈時還應當將脈形、脈位和切按輕重綜合分析，以脈辨證。

　　例如見寸脈浮而有力，為邪襲肌表，正邪相搏之表實證，見有發熱、惡寒、無汗等症狀；若見寸脈浮而無力，為邪氣侵犯衛氣虛弱之表虛證，有惡寒、汗出等症狀；亦有寸脈微弱者，為心陽不足之虛寒證，見有惡寒、自汗等症狀。又如右尺脈見虛弱之象，主腎陽虛弱之腰膝冷痛、遺精、滑泄的虛寒證；若見左尺脈細數者，系腎陰不足之陰虛發熱、盜汗、遺精等虛熱證；如見尺脈沉實有力者，為下焦寒濕壅滯之水腫、瘀血等病症。

　　由此可見，陰脈主陰證，陽脈主陽證，是一般情況下的主病規律，臨床上因病情複雜，需要綜合分析脈象的情況，才能診斷明瞭，辨證準確。

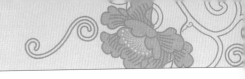

2. 脈診與表裏

表裏是分析病位深淺與輕重的綱領，必然從脈象上表現出來。蕭老認為，表證多見浮脈，因為人體感受外邪後，鼓舞氣血與之抗爭，故脈象以浮脈為其特點。但是，由於人體感受的邪氣與體質不同，故有兼寒、兼熱、兼虛、兼實之別。

如脈見浮緊之象，主發熱、惡風寒、無汗、身痛的表寒實證；若脈見浮緩之象，主發熱、惡風、汗出、身酸無力的表寒虛證；若見脈浮數之象，主發熱、惡風、咳嗽、咽痛之表熱證。

裏證多見沉脈，因為病邪停留體內，故脈象亦沉而在裏。但是，裏證亦有寒熱虛實之分，如脈見沉而遲者，主形寒、肢冷、腹脹、便溏、尿清之裏寒證；若脈見沉而數者，主壯熱、口渴、小便短赤、大便秘結之裏熱證；若脈見沉而無力者，主納呆、腹脹、便溏、短氣懶言、身疲乏力之裏虛證；若脈見沉實有力者，主腹痛、脹滿、便秘，甚則煩躁、譫語之裏實證。

3. 脈診與寒熱

寒熱是辨別疾病性質的綱領，它是由陰陽偏勝或偏衰所導致。

蕭老認為，寒證多見遲、緊、沉、弱等脈象，熱證多見洪、數、滑、實等脈象。但是，寒熱亦有虛實之別，

從脈診上加以鑒別。

如脈見沉伏有力，或見弦緊之象，主惡寒、肢冷、腹部冷痛之寒實證；若脈見遲細微弱者，主四肢厥冷、下利清穀、小便清長之虛寒證；若脈見滑數或滑實者，主壯熱、煩滿、神昏、譫語、腹滿痛之實熱證；若脈見細而無力者，主潮熱、盜汗、五心煩熱、咽乾口燥之虛熱證。

4. 脈診與虛實

虛實是辨別人體正氣強弱和病邪盛衰之綱領。蕭老認為，正氣不足為主的虛證，其脈多為虛、微、細、弱、澀、濡、短等無力之脈象；而實證係邪氣盛實有餘之候，其脈多見長、洪、滑、實等有力之脈象。

例如，脈見虛大無力者，主聲低氣短、乏力自汗、頭暈心悸、納食不香等氣虛證；若脈見沉細澀無力者，主面色蒼白或萎黃、口唇爪甲淡白、心悸寐少、夜熱盜汗、皮膚枯澀之陰血兩虛證；若脈見沉實滑數之象，主腹滿痛、大便秘結、小便短赤、口渴欲飲之實熱證；若脈見沉伏有力者，主胸脅滿痛、納呆、大便不暢、善太息之肝鬱氣滯證。

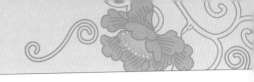

二、臟腑辨證，貫徹始終

臟腑辨證，是根據臟腑的生理功能、病理表現，對疾病症候進行分析歸納，以探討病機，判斷病變的部位、性質、正邪盛衰狀況的一種辨證，是臨床各科的診斷基礎，是辨證體系中的重要組成部分。

臨床的辨證方法是多種多樣的，且各有其特點，但若要確切地辨明疾病的部位、性質，並指導治療，則都必須落實到臟腑上，如八綱辨證的陰虛證，具體的就有心、肺、肝、腎、胃等臟腑陰虛的不同，只有辨明屬於那個臟腑陰虛，治療才有較強的針對性，從而取得滿意的療效。

其他如六經、衛氣營血與三焦辨證，雖然主要是用於外感熱性病的辨證方法，但它們所辨疾病的病理變化，都與一定臟腑的陰陽、氣血失調有關，甚至某些病變就在於有關的臟腑。

由此可知，臟腑辨證是臨床診斷疾病（特別是內科雜病）的基本方法，是其他各種辨證的基礎。

（一）治療虛勞，尤重脾腎

虛勞，即虛損勞傷，它是五臟諸虛而不足產生的多種慢性疾病的概括。凡先天不足，後天失調，病久失養，正氣損傷，久虛不復，五臟勞傷過度，出現各種虛弱證候的疾病，都屬於虛勞範疇。蕭老認為，五臟勞傷過度是虛勞的根本病機，調補脾（胃）腎是治療虛勞的關鍵。

　　脾與腎的關係：脾屬土，腎屬水，在五行關係上，土剋水，脾剋腎，此為正常的生理關係。

　　脾為後天之本，腎為先天之本。脾為氣血生化之源；腎受五臟六腑之精而藏之，為藏元陰元陽。脾與腎，二者關係密切。脾主運化水穀之精微，須借助於腎中陽氣的溫煦。而腎中所藏之精氣，有賴於脾氣所運之水穀精微的不斷補充與化生。

　　李東垣在其《脾胃論・脾胃虛實傳變論》中指出：「元氣之充足，皆由脾之氣無所傷，而元氣亦不能充，而諸病之所由生也。」

　　在病理上，脾與腎常常互為因果，如腎陽不足，不能溫煦脾陽，或脾陽之虛，致使腎陽受損，則可出現脾胃陽虛的五更泄、水腫症、陽痿滑精等症，多屬脾腎同病。

1. 調理脾（胃）氣

　　脾胃為後天之本，運化水穀，化生精微，灑陳六腑，調和五臟，與五臟六腑皆有密切關係，正如《素問・玉機真臟論》說：「五臟者皆稟氣於胃，胃者五臟之本。」脾胃病變，可影響他臟，他臟病變，亦可影響脾胃，所以東垣強調「調脾胃以安五臟」，景岳發揮為「治五臟以調脾胃」，可見脾胃在臨床上的重要性。

　　脾胃居於中焦，為氣機升降的樞紐，人體氣血運行又賴脾胃斡旋之力。所以脾胃發生病變，不但會反映出其本身的一系列病症，又會影響到其他臟腑和氣機的升降，

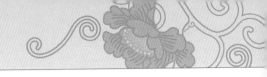

反映出五臟六腑的一系列病症。

脾胃同為消化系統的主要臟器，一主受納，一主運化，二者相輔相成，共同完成機體的消化功能。人體生命活動的持續和氣血津液的生化，都有賴於脾胃的正常功能的完成。因而，脾胃為後天之本，氣血生化之源，脾胃之氣有無，關係到人的生死，即「有胃氣則生，無胃氣則死」。

臨床上的慢性疾病，日久體虛，氣血虧損，脾胃受傷，最易形成虛勞，故治療虛勞必先調理脾胃，使氣血生化有源，諸病皆癒。然而，由於脾為陰土而惡濕邪，濕困脾陽，脾氣下陷，則易發病，故治療時宜升而不宜瀉；胃為陽土而喜潤，胃熱鬱滯，胃陰耗傷，則易發病，故治療宜平宜和而不宜補。

在治療虛勞時，蕭老強調從調補脾胃入手，分辨其病在脾還是在胃，而後才能選方遣藥。在配方用藥時，應按照脾喜剛燥胃喜柔潤的特點，注意剛柔相濟，燥潤適當，切忌用藥雜亂，偏執一方。在治療虛勞調理脾胃時，蕭老從以下 6 個方面加以調治：

（1）脾氣虛弱證

脾為後天之本，在人體中對水穀的運化轉輸起著非常重要的作用。脾氣健旺，則氣血津液充沛，可以奉養周身。

如脾氣虛弱，運化失司，多見飲食減少，食後胃脘不舒，身倦無力，大便溏稀，面色萎黃，舌苔薄白，脈象

軟而弱。治宜健脾益氣，甘淡滲濕，選用參苓白朮散加減，重用生薏仁、生白扁豆、蓮子肉、茯苓等藥，切不可過用香燥之藥，以防損傷胃陰。因為生薏仁、生白扁豆性味甘淡，甘能健脾和中，淡可滲濕，脾健濕去，其病皆癒。如果過用白朮、蒼朮之品，雖能健脾益氣，燥濕利水，但其性溫燥，易傷胃陰，只有在脾陽虛衰，水濕壅盛之時才能使用。

（2）脾陽不振證

脾陽不振每由脾氣虛弱進一步發展而成，也可因飲食失調，過食生冷或過用寒涼藥物損害脾陽所致。脾陽不振，中焦虛寒，寒凝氣滯則脘腹冷痛，喜溫喜按，口淡不渴，面色萎黃，飲食減少，形寒肢倦，神疲乏力，少氣短言，腸鳴腹瀉，舌淡苔白，脈象虛弱。治宜溫中健脾，溫陽利濕，選用理中湯、大健中湯等方劑治療，但溫陽化水之藥的用量應當較輕，如乾薑、桂枝、附子等只用 3 ～ 6 克即可，避免用藥過於燥熱耗傷腎胃之陰。

（3）脾虛氣陷證

脾虛氣陷證多見於多種慢性疾患中，由於素體氣虛，或勞倦過度，飲食不節，或久病脾胃受損，中氣不足，故見神疲乏力，聲低氣短，納食減少，大便溏薄，面色萎黃，腹部墜脹，食後尤甚，胃脹下垂，脫肛，舌質淡胖，苔薄白，右脈緩大或濡細，均為脾虛氣陷之象。

治宜補中益氣，升舉清陽，選用補中益氣湯、舉元煎。常用藥物有黃耆、黨參或人參、升麻、柴胡、當歸。

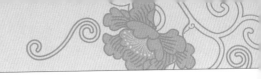

久泄久痢、脫肛不收者，可酌加五倍子、烏梅、肉蔻、炮薑炭等溫澀之品。胃痞腹部墜脹者，重用枳殼，再加木香、大腹皮等理氣行滯之品。

（4）脾胃陰虛證

久瀉，久痢，胃病日久，陰津耗傷，飲食不節，辛辣偏嗜，或勞倦過渡，均可形成脾胃陰虛之證。臨床多見面色潮紅，口乾唇燥，不思飲食，大便燥結，舌質紅而乾，脈象細數。治宜養陰益胃，選用益胃湯、沙參麥門冬湯治療，重用沙參、石斛、玉竹、麥冬等甘寒甘平之藥，取其滋而不膩，不致妨礙脾胃。

對於養陰和胃之藥，如生地、元參鹹寒之品不宜多用。否則，過用滋膩之品可有留邪之弊。然而，養脾胃之陰的藥物不可呆滯，兼加小劑量之陳皮、茯苓、枳殼等理氣和中之藥，以使胃陰恢復，納食增加。

（5）脾虛氣滯證

脾胃屬於中焦，為氣機升降之樞紐，且「升降之機在於脾土之健運」。脾氣虛弱，旋運無權，升降失司，氣機阻滯。故見脘腹痞滿作脹，隱痛綿綿。脾胃虛弱，納化失司，則不思飲食，大便溏薄。胃氣上逆則噯氣呃逆，噁心嘔吐。脾主四肢肌肉，脾氣虛弱則體倦乏力。舌質淡，苔薄白，脈細弦，正為脾虛氣滯之象。

治以健脾助用，理氣行滯。常用方劑香砂六君子湯。常用藥物有黨參、炒白朮、茯苓、炙甘草、陳皮、木香、砂仁、佛手等。

（6）脾胃虛寒證

多因過食生冷或投藥過寒，損傷中陽，以及久病失養，或命火虛憊，中土失於溫煦所致。中焦陽虛，寒從內生，寒凝氣滯，氣機不暢而致脘腹冷痛，此寒緣於陽虛，並非感受寒實之邪，故痛而不劇；得溫則陽氣暢達，遇冷則凝滯不暢。辨證要點：脘腹冷痛，痛勢綿綿，喜溫喜按；形寒怕冷，四肢不溫，泛吐清涎，神疲乏力；大便異常，輕則溏薄，重則完穀不化或下利清穀；舌質胖淡而嫩，苔白水滑，脈沉細。

常用方劑：黃耆建中湯、理中湯。常用藥物有黃耆、黨參、白朮、桂枝、芍藥、高良薑、蓽撥等。

2. 調補腎氣

腎為先天之本，主藏精，又主作強之官，是人身之根本。腎藏真水、真火，即「元陰、元陽寓於其中，人身之氣化皆根於此，乃生命之根本，臟腑陰陽之本，五臟之陰非此不能滋，五臟之陽非此不能發」，故為先天之本。腎氣的盛衰關係到人身各個臟腑的盛衰。在虛勞疾病中，腎的陰陽失調時，會導致其他臟腑的陰陽失常，其他臟腑的疾病日久不癒必然累及於腎，耗損腎中精氣，所謂「窮必及腎」。

蕭老在治療虛勞時，十分注重培補腎氣，以固先天之本，可使五臟生化有源，氣化有根，虛勞諸疾，皆可漸癒。在臨床實踐中，蕭老從三個方面入手：

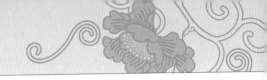

（1）腎陰虧虛證

是虛勞最常見的證候，主要症狀有頭暈耳鳴，甚則耳聾，口乾咽痛，髮落齒搖，潮熱顴紅，腰酸腿困，舌紅少津，脈象沉細數。治宜滋補腎陰，方用左歸丸加減，常用的藥物有製何首烏、甘枸杞、山萸肉、黃精、山藥、龜板膠、丹皮、澤瀉、女真子、茯苓等。一般不用熟地，因熟地滋膩太過，有礙胃之納運，而製何首烏、甘枸杞不寒不燥，亦不滋膩，為平肝補腎、滋養精血之佳品。

（2）腎陽虛衰證

主要症狀有面色蒼白，惡寒肢冷，五更泄瀉，腰背酸困，多尿或尿不禁，舌淡體胖有齒痕，舌苔薄白，脈象沉遲。治宜填補精血，溫補元陽，方用右歸丸加減，常用的藥物有熟地、山萸肉、山藥、芡實、菟絲子、肉桂、鹿角膠、巴戟天、破故紙等。因為陰陽是互根互用，陽虛時陰已虛，因此，必須在滋補腎陰的基礎上溫補腎陽。補陽之藥，宜用肉桂、鹿角膠、巴戟天等甘溫之品，其效持久。不宜過用附子、乾薑之大辛大熱之劑，以避免久用耗傷真陰，影響腎陽的恢復。

（3）真元不固證

臨床上男子多見陽痿滑精，女子多見白帶頻下，色淡清稀，舌質淡胖，舌苔薄白。治宜固精補腎，選用五子衍宗丸加減，常用的藥物用韭菜子、菟絲子、覆盆子、金櫻子、枸杞子、沙苑子、山萸肉、鹿角膠、巴戟天等。還應注意用藥不宜過用溫壯固澀之劑，否則，耗傷腎精，有

害無益，真元難復。

蕭老認為《素問‧五藏生成篇》所說的「診病之始，五決為紀，欲知其始，先建其母」，為診治內科雜症的基本方法，所以必須把臟腑辨證貫徹於臨證始終，並提出了臟腑辨證論治的方法。

（二）肝的辨證

蕭老認為，肝為風木之臟，將軍之官，主謀略，其性易暴、易動，故肝臟的疾病比他臟為多見。尤其在內科雜病中，多兼見肝臟的病變，所以臨床辨證時應注意調理肝臟。肝的病證有虛實之分，虛證多見肝陰、肝血不足，實證則是氣火有餘，或為濕熱等邪氣所犯。而風陽內動上擾之證，則屬本虛標實。因為，肝受腎水之滋養，內寄相火，體陰而用陽，故肝陰不足，陰不制陽，則諸證皆發，出現肝鬱氣滯、肝氣火旺、肝陽上亢、肝風內動、肝胃不和等證。在治療時，蕭老以《素問‧臟氣法時論》之「肝苦急，急食甘以緩之」的理論為其大法，他說：「肝的疾病治療時，宜疏、宜調、宜瀉，不宜大補，此即肝無補法之意。」常見肝臟證型為肝鬱氣滯證、肝氣火旺證、肝陽上亢證、肝陰不足、肝胃不和等證。

1. 肝鬱氣滯證

臨床多見情志抑鬱，胸悶而喜太息，急躁易怒，胸脅或乳房、少腹脹痛，痛經，月經不調，或咽中如梗，吞

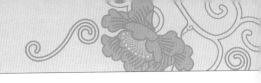

之不下，吐之不出（稱梅核氣），或見頸項瘰癧，或見腹部癥瘕。左脈沉弦，苔白。

肝失條達疏泄，故見精神抑鬱，氣機鬱滯不暢，故胸悶而喜太息，鬱久不解，失其柔順之性，故急躁易怒。肝火鬱滯經脈不利，故胸脅、乳房、少腹等肝經所過之處發生脹痛。氣病及血，氣滯血瘀，衝任失調，所以月經不調或經行腹痛。肝氣上逆與痰搏結於咽，則成梅核氣，痰氣積聚於頸項則成瘰癧，鬱之既久，氣聚血結，可釀成癥瘕諸證。

【治法】疏肝解鬱，方選逍遙散、柴胡疏肝散加減。

【方藥】當歸 10 克　白芍 10 克　柴胡 6 克　茯苓 5 克　鬱金 10 克　枳殼 6 克　陳皮 6 克　香附 10 克　甘草 6 克　蘇梗 6 克。

2. 肝氣火旺證

肝鬱日久，氣鬱化火，臨床多見頭痛眩暈，耳鳴如潮，面紅目赤，口苦咽乾，脅肋灼痛，煩躁易怒，不寐或噩夢紛紜，或吐酸嘈雜，便秘尿赤，舌質紅，苔黃少津，脈象弦數。

肝火易炎，上攻頭目，故頭痛眩暈，耳鳴作響，面紅目赤。火鬱肝經，則脅肋灼熱。如挾膽氣上溢，則口苦咽乾。如上炎無已，則急躁易怒。火擾則心神不安，故多夢不寐。灼傷津液則便秘、尿赤。

【治法】清泄肝火，方選龍膽瀉肝湯加減。

【方藥】龍膽草 6 克　黃芩 10 克　栀子 5 克　柴胡 6 克　生地 10 克　菊花 10 克　桑葉 10 克　川楝子 6 克　甘草 6 克。

3. 肝陽上亢證

多因肝腎陰虛，不能制約肝陽，以至亢逆於上，或因鬱怒焦慮，氣鬱化火，內耗陰血，陰不制陽所致。因其本病為陰虛，標病為陽亢，故又稱陰虛陽亢，或陰虛肝旺。

【臨床表現】眩暈耳鳴，頭痛且脹，面紅目赤，急躁易怒，失眠多夢，健忘心悸，腰酸膝軟，舌質紅絳，脈弦細數。

肝腎之陰不足，陽氣亢逆升騰，故眩暈耳鳴、頭痛且脹、面紅目赤、急躁易怒，陰虛則陽無所制，神無所養，陰陽不相既濟，故心悸健忘，不寐多夢。肝主筋，腎主骨，陰虧火動，筋骨失養，故腰膝酸軟。舌質紅絳，脈弦細數，為陰虛火旺、肝陽上亢的徵象。

【治法】滋陰平肝潛陽，方如杞菊地黃丸或天麻鉤藤飲加減。

【方藥】天麻 10 克　鉤藤 6 克　菊花 12 克　桑葉 5 克　生地 15 克　石決明 18 克　枸杞 10 克　甘草 3 克　白芍 10 克。

4. 肝陰不足證

肝為剛臟，賴腎水以滋養，腎陰不足，精不化血，

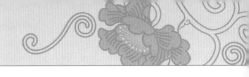

血不養肝，則肝陰不足。

眩暈頭痛，耳鳴耳聾，麻木，震顫，雀目，舌質紅乾少津，苔少，脈細弦數等為其主症。其眩暈、頭痛為頭目昏眩欲倒，不欲視人，昏而脹痛，綿綿不停，耳鳴、耳聾係逐潮而起，鳴聲低微，經常不已，按之可減。麻木為肢體有不仁之感，撫之覺快。震顫為肢體肉惕動，或自覺或他覺發抖動搖，甚者四肢痙攣拘急，雀目為兩目乾澀，入夜視力大減。此外，尚可見面部烘熱、午後顴紅、口燥咽乾、少寐多夢等。

【治法】柔肝滋腎，育陰潛陽，方選杞菊地黃丸、一貫煎加減。

【方藥】生地 9 克　枸杞 6 克　白芍 10 克　菊花 10 克　麥冬 9 克　桑葉 6 克　當歸 5 克　何首烏 12 克　甘草 3 克　沙參 10 克。

5. 肝胃不和等證

肝胃不和證，往往以肝氣鬱結為主要臨床表現，且發病在前，失治或治療不當，肝鬱不解，橫逆犯胃，繼而引起胃失和降的症候。肝氣為病，症見脅痛脹滿，抑鬱不樂，易煩易怒，肝氣犯胃則見噁心嘔吐，噯氣呃逆，脘悶納呆，或者有吞酸嘈雜等。舌苔白或微黃，脈弦。其病理變化突出地表現為肝氣鬱結為因，胃失和降為果。

【治法】疏肝和胃，方選四逆散合左金丸加減。

【方藥】柴胡 9 克　白芍 10 克　枳殼 6 克　甘草 3 克

黃連 6 克　吳茱萸 3 克　川楝子 6 克　元胡 5 克　香附 6 克
鬱金 10 克　陳皮 6 克　半夏 5 克。

（三）心的辨證

　　蕭老認為心為君主之官，主神明和血脈，為全身之
主宰。心為火臟，全賴腎水之上濟，才能安然守職。如果
思慮過度，暗耗腎陰，腎水不能上濟心火，則出現心腎不
交的病證。久之脾氣受損，心氣不足，心脾兩虛，心神無
所依附，出現心氣虛弱的病證。所以，內科雜症中，心病
亦為多見，必須注意調養心神。然而，心既為火臟，又為
血器，故治療宜通，不宜滋膩或大寒之劑。

　　常見心臟證型為心氣虛、心陽虛、心陰虛、心血
虛、心血瘀阻。

1. 心氣虛、心陽虛

　　心氣虛、心陽虛多由於久病體虛，暴病傷陽耗氣，
年高臟氣衰弱，稟賦不足等原因所致。

　　【臨床表現】心氣虛、心陽虛的共同脈症為心悸氣
短，活動時加重，脈細弱或結代。兼見面色㿠白，神疲體
倦，自汗少氣，舌淡苔白等症，為心氣虛。若見畏寒、肢
冷，面色滯暗，心胸憋悶作痛，舌淡、暗紫而胖嫩，則為
心陽虛。若見大汗淋漓，四肢厥冷，口唇青紫，呼吸微
弱，脈微欲絕，神志模糊甚至昏迷，多是心陽虛脫的危候。

　　【治法】心氣虛治宜補益心氣，方如養心湯；心陽虛

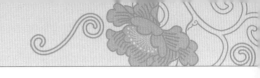

治宜溫補心陽，方如保元湯；心陽虛脫治宜回陽救逆，方如參附湯。

　　【方藥】黃耆 10 克　人參 6 克　炙甘草 6 克　茯苓 5 克　當歸 6 克　五味子 10 克　肉桂 3 克。

2. 心血虛、心陰虛

　　心血虛、心陰虛的共同症狀為心悸、健忘、失眠、多夢。兼見眩暈，面色不華，唇舌色淡，脈細弱，為心血虛。兼見五心煩熱，盜汗，口咽乾燥，舌紅少津，脈細數，則為心陰虛。

　　陰血不足，心失所養，故心悸。血不養心，神不守舍，故失眠多夢。血虛不能榮養於上，故眩暈健忘，面色不華，唇舌色淡。血虛不能充實血脈，所以脈細弱。心陰不足，虛火內擾，所以五心煩熱，盜汗，口咽乾燥，舌紅少津，脈來細數。

　　【治法】心血虛，治宜養血安神，方選四物湯加炒棗仁、柏子仁、茯神等；心陰虛，治宜滋陰安神，方選補心丹。

　　【方藥】太子參 10 克　丹參 10 克　茯苓 10 克　當歸 10 克　麥冬 10 克　甘草 6 克　生地 10 克　炒棗仁 9 克　五味子 5 克　天冬 10 克。

3. 心血瘀阻

　　心血瘀阻常繼發於心氣或心陽虧虛的病症。因陽氣

虧虛，無力溫運血脈，以致血行不利，進而形成瘀血阻滯心脈。往往由於勞倦感寒，喜怒不節情志內傷，或痰濁凝聚而誘發或加重。

【臨床表現】心悸怔忡，心胸憋悶或刺痛，痛引肩背內臂，時發時止，舌質暗紫或見瘀點瘀斑，脈細澀或結代。重者暴痛欲絕，口唇青紫，肢厥神昏，脈微欲絕。

【治法】通陽化瘀，方選血府逐瘀湯加減。

【方藥】赤芍 15 克　桃仁 10 克　丹參 30 克　川芎 15 克　降香 6 克　當歸 15 克　紅花 5 克　薤白 10 克　桂枝 10 克　甘草 10 克。

（四）肺的辨證

蕭老認為，肺是主宰人身大氣之臟，全身氣血之敷布、氣血之運行，皆由肺氣主司。肺虛不能主氣，則全身大氣衰弱，出現氣虛之病證。又因肺為嬌臟，主司皮毛，為人身之外藩，外邪傷人，首當其衝，故多見邪犯肺衛之病證。

同時，肺金之臟，最怕邪火煎灼，一切虛熱病者，久則耗陰及於肺津，出現肺陰不足之證。因而，它主張對肺的病證治療，應當首先治其表衛之證，以宣通肺氣為法。然後，對於病久損傷肺氣之氣陰虛弱證，應補肺養陰，以恢復全身陰陽氣血。

常見肺臟證型為肺氣虛弱證、肺陰虛弱證、風寒束肺證、痰濁壅肺證。

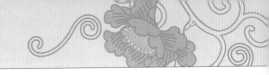

1. 肺氣虛弱證

多因久咳久喘耗傷肺氣，或因氣之化生不足，以致肺的主氣功能減弱。

【臨床表現】神疲少氣，咳喘無力，動則氣短，聲音低怯，自汗怕冷，面色㿠白，舌質淡，脈虛弱。肺氣虧虛，則呼吸氣短，咳喘無力，聲音低怯。肺氣不能宣發衛氣於肌表，腠理不固，故自汗怕冷且易感冒，氣血不能上榮於面，故面色㿠白。

【治法】補益肺氣，方如四君子湯加黃耆等。

【方藥】人參（黨參）6克　黃耆30克　白朮10克　茯苓10克　五味子6克　甘草6克　陳皮10克　半夏10克。

2. 肺陰虛弱證

多因勞損所傷，或久咳傷肺，或燥熱耗傷肺津所致。

【臨床表現】形體消瘦，乾咳短氣，痰少而稠，或咳痰帶血，口咽乾燥，聲音嘶啞，甚則午後潮熱，五心煩熱，盜汗，顴紅，舌紅少津，脈細數。肺的陰津不足，失其清潤肅降之機，故口咽乾燥，聲音嘶啞，乾咳短氣，痰少而稠。陰虛內蒸，故潮熱、五心煩熱、盜汗、顴紅。熱傷肺絡，可見咳痰帶血或咯血。

【治法】滋陰潤肺，方選清燥救肺湯。

【方藥】沙參10克　天冬10克　麥冬10克　川貝母

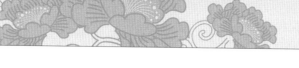

10 克　石斛 10 克　地骨皮 10 克　桑皮 7 克　五味子 5 克
生百合 10 克　生地 10 克　甘草 3 克　白茅根 10 克。

3. 風寒束肺證

外感寒邪，內舍於肺，兼表證者為風寒束表，無表
證者則為寒邪犯肺。

【臨床表現】咳嗽氣喘，痰色稀白，口不渴，鼻塞流
清涕，或兼見惡寒發熱，頭身痛楚，苔白，脈浮緊。風寒
束表，肺衛失宣，故寒熱身痛，鼻塞流清涕，風寒犯肺，
肺失宣降，津凝為痰，阻塞氣道，故咳喘痰多稀白。脈緊
為寒，風寒束表，脈見浮緊。

【治法】宣肺散寒，方選杏蘇散、華蓋散。

【方藥】蘇葉 10 克　麻黃 6 克　半夏 10 克　茯苓 10 克
前胡 6 克　桔梗 6 克　陳皮 5 克　杏仁 10 克　甘草 3 克。

4. 痰濁阻肺證

常因感受風寒濕邪，或咳喘日久，以致肺不布津，
聚力痰濕，或脾氣素虛，濕聚成痰，上漬於肺所致。

【臨床表現】咳嗽痰多，色白而稀，易於咯出，胸
悶，或見氣喘痰鳴，舌淡苔白膩，脈弦滑。痰濕阻滯，肺
失宣降，故咳喘痰多而稀白，痰阻肺絡，則胸悶，痰阻氣
道，所以氣喘痰鳴。痰濕為陰濁之邪，故舌淡苔白膩。脈
弦滑，均為痰濕之象。

【治法】燥濕化痰，方選二陳湯合三子養親湯。

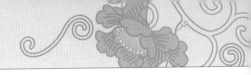

【方藥】陳皮 10 克　半夏 10 克　茯苓 10 克　蘇子 6 克　萊菔子 10 克　白芥子 6 克　桔梗 10 克　甘草 6 克。

三、運氣結合，辨證論治

蕭老對五運六氣學說深有研究，廣泛應用到臨床辨證論治之中。他認為：「人之生病，隨著氣候的變化失常而發生。脈象的變化，亦隨著氣候的變化而變化。治療用藥亦應隨著氣候之變化而化裁。所以醫生診斷治療疾病，必須掌握五運六氣學說，才能達到因時辨證和因時而治之目的。」在具體應用中，它主張根據五運太過與不及，六氣司天在泉之不同，以及運氣相合，客主加臨等變化與疾病的關係，加以辨證論治。

首先辨別全年的氣候特點、發病規律、脈象變化和治療原則，然後分析六氣各主病症、脈象變化和治療原則。

（一）從客氣與主氣相互關係中分析主病的規律

在客氣與主氣相互關係中，有太過與不及之年的區分，其主病規律亦有不同。

以甲辰年為例進行分析。中運為土運，客氣為太陽寒水司天，太陰濕土在泉。由於甲為陽土，中運為土運氣盛而有餘，故為太過之年。又由於客氣太陰濕土在泉與中

運之氣均屬於土，屬性相合，故為「同天符」。土能剋水，土運與司天太陽寒水之氣相剋稱不和。有餘之年土盛剋水，陰濕下行，寒水不化，脾胃腎三臟受損而虛弱，多見中滿腸鳴，肢厥浮腫，身重煩悶等病症。治宜補火生土，扶脾腎而利水濕。

其中上半年寒水之氣主事，水盛剋火，心陽被抑，多患暴厥、癰疽等病症，其脈多見浮大之象。其左間為厥陰風木之氣主事，左手脈應弦澀；其右間為陽明燥金主事，右手脈應浮澀，治宜補火瀉水。

下半年由於太陰濕土在泉，以濕土主事，土盛剋水，脾腎皆病，寒濕大行，多見足脛浮腫，腹滿腸鳴等病症，脈多見遲緩之象。其左間少陽相火主事，左手脈應沉弦；其右間少陰君火之氣主事，右手脈應沉小，治宜溫陽利水。

（二）從主氣與客氣相互關係中分析六氣主病的規律

以甲辰年為例加以分析。初之氣，為大寒至春分，厥陰風木主氣，少陽相火客氣，客主相生為相得，風火為病，多見頭痛、發熱、噁心、咳嗽等溫熱病。其脈為少陽之脈，見弦數之象，治宜清肝瀉膽，通利三焦，用柴胡、黃芩、炒梔子、桑葉、膽南星等。

二之氣，為春風至小滿之時，少陰君火主氣，陽明燥金客氣，火剋金，主氣剋客氣為不相得，多見中滿、咳

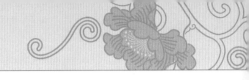

嗽、失血等症。其脈為陽明之脈，主浮澀之象，治宜固金清心，養陰潤肺，用沙參、麥冬、天冬、桔梗、川貝母、牛蒡子、元參、生地之類。

三之氣，為小滿至大暑之時，少陽相火主氣，太陽寒水客氣，水剋火，客氣剋主氣為相得，多見寒熱、癰疽、瞀煩、心驚等症。其脈為太陽之脈，主浮大之象，治宜扶土瀉木，溫陽利濕，用乾薑、附子、甘草、柴胡、白芍、茯苓、澤瀉之品。

四之氣，為大暑至秋分之時，太陰濕土主氣，厥陰風木客氣，木剋土，客氣剋主氣為順，多見發熱、咳嗽、腹脹、肢腫等症。其脈象為厥陰之脈，主弦長之象，治宜扶土利水，健脾平肝，用白朮、生薏仁、茯苓、陳皮、厚朴、大腹皮、青皮、川楝子之屬。

五之氣，為秋分至小雪之時，陽明燥金主氣，少陰君火客氣，火剋金，客氣剋主氣為順，多見咳嗽、氣短、失血、喑啞等症。其脈為少陰之脈，主沉小有力，治宜清心潤肺，涼血止咳，用黃芩、桑皮、麥冬、天冬、川貝母、炙枇杷葉，甚則加用烏梅、五味子等品。

六之氣，為小雪至大寒之時，太陽寒水主氣，太陰濕土客氣，土剋水，客氣剋主氣，寒氣盛行，多見腹脹、肢痛、足脛浮腫，甚則水瀉發生。其脈應太陰濕土之象，主遲緩之脈。治宜溫腎健脾，扶陽利水，方用真武湯化裁。

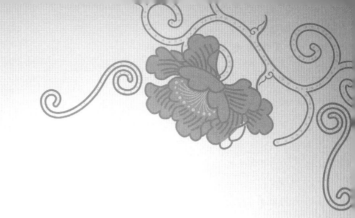

家傳脈訣與脈案篇

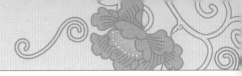

一、浮　脈

（一）脈象

舉之有餘，按之不足，如水漂木，如捻蔥葉。

（二）脈訣

左寸脈浮是傷風，目眩頭痛風痰壅，
浮兼虛遲心氣少，心神恍惚不安宮，
浮散心氣虛煩躁，洪數心經被熱攻。
左關脈浮肝膽病，虛實證候需辨明，
怒氣傷肝脈浮促，心胸逆滿不相通。
左尺脈浮為腎虛，腰酸背困腿無力。
芤則男子必尿血，婦女崩帶定無疑。
右寸脈浮肺受寒，咳嗽清涕寒風痰，
如遇浮洪為肺熱，浮遲喘咳吐痰涎，
浮細本是肺陰傷，乾咳少痰聲嘶啞。
右關脈浮脾胃虛，中滿不食鬱氣居，
便溏腹脹或噯氣，浮遲脾胃虛寒餘。
右尺脈浮下焦病，小便淋瀝腰腹痛。

（三）淺釋

1. 左寸脈浮

主傷風感冒，常出現頭痛、目眩、惡寒發熱等外感

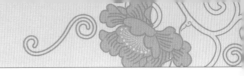

表證。若浮兼虛遲，則主心氣不足，出現心悸、氣短、恍惚不安等症。

2. 左關脈浮

多主肝膽有病，但需分辨證候虛實。浮而有力，主肝膽火旺，風火上行，出現頭暈目赤，口苦耳鳴等候；浮而無力，則膽怯、乏力、失眠多夢等症；浮而兼促，為怒氣傷肝，出現胸脅逆滿，壅滯不通等症狀。

3. 左尺脈浮

主腎陰不足，常見腰酸背困下肢無力或手足心灼熱。浮而兼芤則主熱傷陰絡，男子出現尿血，婦女出現血崩或帶下。若浮大無力，則屬房事不節，積勞傷腎，出現腰困、頭暈、耳鳴、健忘、遺精等症。

4. 右寸脈浮

多主風寒襲肺，肺氣不宣，故有咳嗽、咽癢、吐清稀痰、鼻流清涕、頭痛惡寒的風寒表證。若風寒入肺，日久化熱，熱邪壅肺，肺失清肅而出現咳喘息粗，咯吐黃痰，咽痛口渴，或胸痛。若肺氣不足，寒痰不化，咳嗽氣短，吐清稀痰，多見浮而兼遲之脈。若浮而兼細，則主肺陰被灼，常見乾咳少痰，或咳痰帶血，口咽乾燥，聲音嘶啞等症。

5. 右關脈浮

主脾胃虛弱，出現納穀不香，脘腹悶脹，大便稀溏。若浮而兼遲，主脾陽虛弱，納減腹脹，脘痛喜溫喜按，口淡不渴，四肢不溫。

6. 右尺脈浮

主下焦病症，浮而有力，命門火旺，尿黃淋痛，右尺浮而兼虛，主元氣不足，多為久病傷損，或先天稟賦不足所致。

（四）脈案

案❶：許某，女，成人，1962年9月初診。

【主症】3天來惡寒，鼻塞，咳嗽，胸悶，吐白稀痰，舌苔薄白。兩寸浮緊。

【憑脈辨證】浮脈主表，緊脈主寒，浮緊脈獨見兩寸，為風寒侵於肺衛，肺氣不宣的風寒感冒證。

【治法】辛溫解表，宣肺止咳。

【方藥】杏蘇散加減。

　製杏仁6克　紫蘇葉5克　茯苓6克　桂枝5克清半夏5克　枳殼5克　橘皮6克　甘草2克　生薑3片引。

　水煎服。

　服上方2劑，感冒咳嗽已癒。

案❷：彭某，男，9歲，1964年1月初診。

【主症】發燒3天，咳嗽吐黃痰，咽痛，納呆。雖經西醫治療，但病情未見明顯好轉，舌苔薄黃。脈象：浮數。

【憑脈辨證】浮脈主表主風，數脈主熱，浮而兼數，

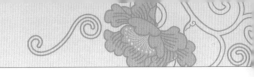

病主風熱犯肺的風熱感冒證。

【治法】辛涼解表，清熱肅肺。

【方藥】桑菊飲加減。

桑葉 6 克　菊花 5 克　製杏仁 5 克　象貝母 5 克
桔梗 6 克　橘皮 6 克　瓜蔞 5 克　黃芩 5 克　炙杷葉 3 克
甘草 2 克　薄荷一撮　生薑 3 片引。

水煎服。

服藥 2 劑則諸症痊癒。

案❸：韓某，男，51 歲，1963 年 11 月初診。

【主症】每夜只能睡 3 小時左右，醒後再不能入睡。曾服西藥安眠鎮靜藥，效果不佳，故要求服中藥治療。脈象：左寸尺脈浮而細滑。

【憑脈辨證】左寸脈屬心位，左尺脈主腎。今見左寸尺脈浮細，為心腎陰虛，虛熱上擾心包，心腎不交。滑脈主痰、主熱。統觀全脈，浮細而滑，為心腎不交、痰熱內擾之證。

【治法】滋陰清熱除痰，交通心腎。

【方藥】枕中丹合二陳湯加減。

生龜板 9 克　茯苓 9 克　石菖蒲 6 克　炒遠志 5 克
橘紅 6 克　半夏 5 克　生龍骨 5 克　石斛 5 克　炒棗仁 5 克
甘草 2 克。

水煎服 3 劑。

後來診他病時告知，服上方 10 劑，失眠已癒。

【按語】這一脈案，是浮脈主虛的病症。一般而言，浮脈多見於外感表證，但該患者是裏虛證，而出現浮脈，可見浮脈不僅主表證，而且亦主裏證。但表證之浮，多浮而有力；裏證之浮，常浮而有力，二者在脈勢上是不一樣的，需要細心辨證掌握。凡裏證出現浮脈，出現於哪一部脈位，即主哪一部臟腑的虛證。如右寸見浮，主肺氣不足，右關見浮，主脾胃虛弱等等。

在臨床辨證時，一定要脈證合參，才能辨證準確，治療無誤。如果一見浮脈，只知浮脈主表，而用解表發汗劑，常可誤汗傷陰，轉為壞證。

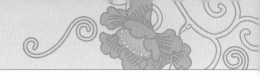

二、沉 脈

（一）脈象

輕取不應，重按乃得，舉之不足，按之有餘。

（二）脈訣

左寸脈沉心內寒，胸痛皆因飲與痰。
左關脈沉多肝鬱，沉伏肝寒脅刺連。
尺沉腎臟寒邪侵，腰背冷痛便濁頻，
男子精冷女結血，沉細筋酸溺餘淋。
右寸脈沉肺受寒，停痰咳喘氣舒難，
緊滑咳嗽因傷冷，細滑骨蒸寒熱纏。
右關脈沉是胃寒，食積中滿與吐酸。
右尺脈沉腰酸痛，若還沉細痢臍寒。

（三）淺釋

1. 左寸脈沉

為心陽不振，寒飲停胸，故有胸痛或滿悶的症狀。

2. 左關脈沉

多因肝氣鬱結，氣機不暢，日久氣血搏擊而成痃癖所致的腹痛。若是寒鬱肝絡，影響到肝氣的舒暢條達，常感到脅肋刺痛。

3. 左尺脈沉

主腎經寒鬱。男子則腰背冷痛、尿頻、小便混濁，女子則為血寒閉經。若沉而兼細，腰膝酸軟，小便淋漓不盡。

4. 右寸脈沉

主肺中有停痰蓄飲，肺失宣降，常見咳嗽、氣喘、呼吸困難。如見沉緊滑脈，為寒邪鬱閉，肺氣失宣，出現咳嗽氣喘，吐痰稀白，口不渴，鼻塞流清涕，或兼見惡寒發熱等症；若見沉細滑脈，為肺陰不足，乾咳少痰，時而出現骨蒸寒熱的症狀。

5. 右關脈沉

多主脾胃虛寒，可見飲食停滯，消化不良，中滿腹脹或燒心吐酸水。

6. 右尺脈沉

主命門火衰的腰酸冷痛，或五更泄瀉。若瀉痢日久不癒，脾陽虛弱發展到腎陽亦虛時，右尺脈多見沉而兼細。

（四）脈案

案❶：要某，女，39 歲，1964 年 6 月 10 日初診。

【主症】自述 1 年來下肢反覆浮腫，時輕時重。今年 4 月間在勞動淋雨後，浮腫明顯加重，伴腹脹大，白帶頻下，腰困乏力，納穀一般，二便尚可。雖經多次住醫院治

療，一直未癒。脈象：右寸脈虛，兩尺脈沉弱。

【憑脈辨證】右寸為肺部，右寸脈虛，為肺氣不足，肺氣虛則水液不能下輸膀胱；尺脈主腎，兩尺脈沉弱，主腎氣虛弱。腎虛則氣化失常，水邪氾濫。因而浮腫腹脹，腰酸帶下，皆因肺腎氣虛，不能溫化水濕，寒濕下蓄之故。

【治法】益氣溫陽，利濕消腫。

【方藥】黃耆 9 克　生薏仁 12 克　茯苓皮、茯苓塊各 12 克　陳皮 9 克　赤小豆 9 克　厚朴 6 克　菟絲子 5 克　韭菜子 5 克　鹿角膠 3 克　桂枝 3 克　防己 5 克　甘草 3 克。

水煎服。

【二診】1964 年 7 月 10 日。

服上方 8 劑後，諸症好轉，浮腫明顯減輕。脈象兩尺虛緩，已不見弱象，右寸亦不明顯虛大，已轉為細緩之脈。說明服藥後，肺腎氣虛漸復，繼用溫陽利濕之劑。

【方藥】生山藥 12 克　山萸肉 12 克　芡實 9 克　韭菜子 8 克　菟絲子 9 克　枸杞子 9 克　鹿角霜 5 克　杜仲 9 克　川斷 9 克　生薏仁 30 克　陳皮 12 克　茯苓皮、茯苓塊各 12 克　赤小豆 18 克　厚朴 9 克　桂枝 7 克　甘草 3 克。

上藥共研細麵，煉蜜為丸，每丸重 9 克，早晚空腹各服 1 丸。

【三診】1964 年 9 月 8 日。

服上丸藥後，浮腫已完全消失，精神好轉，腰已不

困，白帶明顯減少，惟少腹有時憋脹不適。診其脈象，六脈均見細滑，兩尺顯沉，但已不見虛弱之象，病將痊癒。故仍守前方，加炒小茴 6 克，蘄艾葉 7 克，煅龍骨 5 克，煅牡蠣 5 克，阿膠珠 8 克，仍做丸劑以善其後。

案❷：徐某，女，40 歲，1964 年 8 月 21 日初診。

【主症】3 天來腹痛、裏急後重，下痢膿血，肛門灼熱，小便短赤，舌苔黃微膩。脈象：沉滑而數。

【憑脈辨證】沉脈主裏，數脈主熱，滑脈主熱、主濕，沉滑而數，為濕熱下注之痢疾證。

【治法】清利濕熱，和血導滯。

【方藥】白頭翁湯和芍藥湯化裁。

白頭翁 9 克　馬齒莧 30 克　白芍 12 克　黃芩 9 克　黃連 9 克　廣木香 5 克　焦檳榔 6 克　當歸 6 克　甘草 3 克。

水煎服。

9 月 2 日來診它病時說：服上方 2 劑後痢疾已癒。

【按語】以上兩個脈案，雖然病症不一，但都見到沉脈，均屬裏證。

要某兩尺沉弱無力，故診為肺腎兩虛的裏虛寒證，用溫陽補腎利濕之劑而收功。徐某脈見沉滑數而有力，是裏濕熱證，用清熱利濕消導之劑而癒。

這就說明沉脈雖然主裏證，而裏證中又有寒、熱、虛、實之別。臨床上常以脈有力無力來診察裏虛裏實，以兼脈之遲與數來分辨屬寒屬熱。

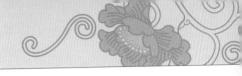

凡裏實證，脈多沉而有力，如停痰積飲，瘀血阻滯，宿食不消等。

裏虛證，脈多沉而無力，如久病不愈的身疲乏力、心悸氣短、自汗、盜汗、遺精、遺尿、腹脹、便溏等。

裏熱證，脈多沉而兼數，如渴喜冷飲、煩躁便秘、小便黃赤等。

裏寒證，脈多沉而兼遲或兼緊之象，常見腹痛喜按、四肢不溫、口不渴或渴喜熱飲等症。

在裏寒證與裏熱證中又有虛實之分：沉遲無力屬虛寒證；沉緊有力屬裏寒實證；沉數無力屬裏虛熱證；沉數有力屬裏實熱證。只有這樣辨別沉脈，才能辨證準確，治療恰當。

三、遲 脈

（一）脈象

遲脈一息三至，去來極慢。

（二）脈訣

左寸脈遲心內寒，寒凌膻中不散難。
關遲手足皆拘急，脅下時痛因受寒。
尺遲腎虛小便濁，婦女月水定然難。
右寸脈遲寒入肺，冷痰氣促胸不寬。
右關脈遲中焦冷，脾胃有寒食不甘。
右尺脈遲臟冷瀉，小腹疼痛腰膝艱。

（三）淺釋

遲脈主陽虛陰盛的寒證。

1. 左寸脈遲

主心陽不足，寒邪痹結胸膈，常有胸悶不暢或胸痛之盛。

2. 肝主筋

其脈布兩脅，若寒邪積於肝經，營氣不能暢達四肢，手足四肢發生拘攣，或脅下疼痛，左關常見遲脈。

3. 左尺脈遲

主症有三：①為腎氣虛弱，氣化不足的尿頻、遺尿。

②為寒濕下蓄膀胱的小便淋濁症。③為寒凝血滯的閉經，少腹冷痛。

4. 右寸脈遲

主肺氣虛弱、寒痰阻肺，症見咳嗽，吐白稀痰，甚則氣喘胸悶。

5. 右關脈遲

主脾胃虛寒，納運失常，故見食慾不振，腹脹便溏，泛吐清水，口淡不渴，四肢不溫等症。

6. 右尺脈遲

主腎陽不振，命門火衰，不能溫煦脾陽，因而出現五更泄瀉，小腹冷痛，腰膝酸軟無力。

（四）脈案

案❶：劉某，男，27 歲，1963 年 8 月 24 日初診。

【主症】婚後 3 年，性慾減退，舉陽不堅，少腹拘急冷脹，下肢酸困冷麻，舌質淡，苔薄白。雖經用丙酸睾西酮和鹿茸精等藥治療，但病情無明顯好轉。脈象：六脈遲弦，兩尺遲弦無力。

【憑脈辨證】遲弦均主寒證，兩尺為腎位，今見遲弦無力之脈知為腎陽不足，故該證為腎陽不足的陽痿症。

【治法】溫補腎陽。

【方藥】韭菜子 12 克　　肉蓯蓉 9 克　　川楝子 5 克
炙甘草 3 克。

上方共為細麵，煉蜜為丸，每丸重 9 克，早晚空腹各服 1 丸。

【二診】1963 年 12 月 1 日。

服上丸藥後，少腹拘急冷感已除，下肢酸麻亦減輕，陽痿漸舉。診其脈見遲緩，兩尺較前有力。從脈證來看，腎陽稍振，寒象亦減。故繼服上方，再加仙茅 9 克，仙靈脾 9 克，仍令服丸劑。後來親屬告知，服藥後陽痿已癒。

案❷：白某，男，42 歲，1963 年 11 月 25 日初診。

【主症】自述近半年來，每晚 11 時左右即感胃脘疼痛，常在睡眠中痛醒，痛時喜熱喜按，伴有納食不香，消化不良，腹脹乏力，舌質淡，苔白薄而膩。脈象：遲細。

【憑脈辨證】遲脈主寒，細主不足，遲細兼見，為脾胃虛寒。每晚 11 時左右，係陰盛陽虛之際，因而胃痛較甚，喜溫喜按，皆一派虛寒徵象。

【治法】溫脾暖胃，散寒止痛。

【方藥】黨參 5 克　炒白朮 6 克　厚朴 6 克　陳皮 6 克　茯苓 6 克　乾薑 3 克　肉桂 3 克　砂仁 3 克　廣木香 3 克　烏藥 5 克　半夏 5 克　枳殼 6 克　炙甘草 2 克。

水煎服 2 劑。

【二診】同年 11 月 28 日。

服上方 2 劑後，胃脘痛減輕，食納增加，脈見左手弦細，右手遲細而短，尺脈虛大。從脈象來看，胃寒有

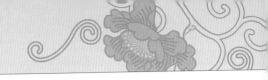

減，尺脈虛大說明不僅脾陽不足，而腎陽亦弱；左脈弦細為土虛木乘之象，故治法宜溫補脾腎，扶土抑木。

即前方加巴戟 6 克，破故紙 5 克，炒白芍 9 克，焦神麴 9 克，炒穀芽 9 克，川楝子 5 克，煉蜜為丸，每丸重 9 克，早晚空腹各服 1 丸。藥後胃痛已癒，經隨訪半年未復發。

【按語】以上案例，劉某為腎陽虛弱的陽痿症，脈見遲弦無力；白某為脾腎陽虛的胃脘痛症，脈見遲細。兩例同見脈遲，皆屬虛寒證，都用溫補之法治療，效果良好。說明遲脈的出現，主要是臟腑陽虛寒盛而造成的。但也有因邪熱內結，阻滯血脈運行，出現遲而有力之脈。

如《傷寒論》有：「陽明病脈遲，雖汗出不惡寒者，其身必重，短氣腹滿而喘，有潮熱者此外欲解，可攻裏也。……大承氣湯主之。」這種情況在臨床上是比較少見的。另外，從脈案❷中還可以說明，隨著脈象的變化，治法亦需要靈活，初診時，患者六脈均見遲細，用溫胃散寒之劑而見效。二診時，患者脈象發生了變化，根據脈象變化相應地增加了溫腎的巴戟、破故紙和平肝理氣的白芍、川楝子，進一步提高了療效，充分說明憑脈辨證在臨床上的重要性。

四、數 脈

（一）脈象

數脈一息六至，脈流薄疾。

（二）脈訣

左寸脈數口舌瘡，咽喉疼痛苦難當。
左關脈數肝經熱，頭暈目疼邪火亢。
左尺數為下焦熱，遺濁淋癃小便黃。
右寸脈數肺經熱，吐紅咳嗽內生瘍。
右關脈數胃有熱，嘔逆痰壅火炎亢。
尺為相火炎上象，滋陰降火始能康。

（三）淺釋

1. 左寸脈數

主心火亢盛，多見心悸心煩，口舌生瘡。喉為肺之門戶，心火上炎，熱邪壅肺，所以咽喉疼痛，痛苦難當。

2. 左關脈數

主肝火上炎，多見頭暈目疼，耳鳴口苦，煩躁易怒等症。

3. 左尺脈數

主膀胱有熱，小便紅黃，淋瀝不暢，尿澀少而痛。

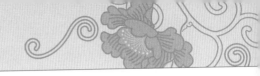

4. 右寸脈數

主熱邪壅肺，多見咳嗽吐痰，色黃黏稠，或咳吐膿血腥臭痰，咽痛口渴等肺部癰瘍症候。

5. 右關脈數

主胃火熾燄，症見口渴思冷飲，嘈雜嘔吐，牙齦腫痛。

6. 右尺脈數

主命門火旺，可見五心煩熱，顴紅盜汗，火擾精室則遺精。必須用滋陰降火之劑，始能恢復健康。

（四）脈案

案❶：王某，女，成人，1962 年 9 月 8 日初診。

【**主症**】妊娠 6 個月，出現黃白帶下，量多味臭，少腹痛，噁心納差，小便黃赤，午後下肢浮腫脹，舌質紅，苔黃膩。 脈象：沉數有力。

【**憑脈辨證**】沉脈主裏，數脈主熱，沉數有力，為濕熱內蘊，帶脈不固，故黃白帶下。

【**治法**】清熱解毒，利濕止帶。

【**方藥**】土茯苓 9 克　酒洗銀花 9 克　黃柏 6 克　大腹皮 3 克　厚朴 5 克　土貝母 6 克　甘草 3 克　赤小豆 9 克　陳皮 6 克　車前子 9 克。

水煎服。

上方連服 6 劑，帶下明顯好轉，諸症亦輕，後服安

胎固腎之劑以善後。

案❷：馬某，女，成人，1962年2月11日初診。

【主症】自述每次月經過後，帶下呈粉紅色，連綿不斷，伴有手足心熱，尿黃便秘，咽乾口燥，舌質紅而少苔。脈象：細數無力，時見滑象。

【憑脈辨證】數脈主熱，細主陰虛，滑為濕盛，無力之脈為正氣不足，綜觀全脈，證係陰虛火旺，赤白帶下證。

【治法】育陰清熱，利濕止帶。

【方藥】白薇9克　地骨皮5克　菟絲子5克　茺蔚子5克　沙參5克　當歸身9克　白芍9克　炒丹皮5克　茯苓9克　海螵蛸5克　生鱉甲9克　炙甘草3克。

水煎服3劑。

【二診】1962年2月17日。

服上藥後，帶下由粉紅變為白色，量較前減少，餘症同前。脈象細滑似數，仍守前法，育陰固帶。

【方藥】沙參9克　白芍6克　麥冬6克　白薇6克　阿膠5克（沖服）　川貝母6克　丹皮6克　地骨皮5克　生鱉甲9克　生薏仁12克　炙甘草3克。

水煎服。

上藥共服8劑，諸症已癒。

【按語】以上兩例，同患帶證，同見數脈，案❶是沉數有力之脈，屬於濕熱下注之實熱證，雖在妊娠期中，用

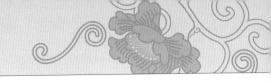

清熱利濕解毒之劑，治療帶下，無損胎元，即《內經》所謂：「有故無殞，亦無殞也。」

　　案❷脈象細數無力，是陰虛火旺的主脈，故以育陰清熱利濕止帶之劑而獲效。所以數脈的主症，一定要看其有力無力，兼浮兼沉。浮數主表熱，沉數主裏熱，數而有力為實熱，數而無力為虛熱。

　　此外，有少數久病正虛、心腎陽虛或虛陽外越的病人，亦可出現數而無力的脈象，所以不能認為，凡見數脈，一定為主熱證，這樣的認識是不全面的，臨床必須脈症合參，綜合分析才能辨證準確。

　　另外，關於遲脈與數脈的分部主病問題，驗之臨床，一般是三步皆數，或三部皆遲。而單部脈出現遲或數脈者並不多見，在這次編纂中，因原脈訣有分部主病歌訣，故仍保留原樣，有待今後在實踐中共同修訂。

五、滑 脈

（一）脈象

滑脈往來，流利輾轉，替替然如珠之應。

（二）脈訣

左寸脈滑心熱盛，實大心驚舌又硬。
關滑目痛肝有熱，尺滑淋赤莖中痛。
右寸脈滑痰涎嘔，毛焦咽燥暈在頭，
有時津涕黏而咳，須知肺熱療解廖。
關滑脾熱並口臭，食不化時吐逆咎。
右關滑因相火炎，腸鳴下痢不能安。

（三）淺釋

1. 滑脈主痰主熱，左寸出現滑脈時

主痰熱內擾心包之失眠心悸。若見滑而實大之脈，則主心經熾熱，痰熱蒙閉清竅，症見心悸舌硬，甚則狂亂無知，不避親疏。

2. 左關脈滑

主肝膽有熱，症見頭痛、目赤、耳鳴、口苦、尿黃等。

3. 左尺脈滑

主熱在膀胱，常見小便短赤不利，尿澀黃赤，尿時

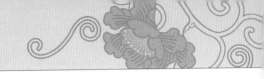

莖中熱痛,甚則淋瀝不暢。

4. 右寸脈滑

多見痰熱阻肺,出現咳嗽胸悶,痰稠色黃,口乾頭暈。

5. 右關脈滑

主脾胃積熱,多因宿食不消所致,故有吞酸噯腐,噁心嘔吐,口臭等症。

6. 右尺脈滑

主病有二:一為命門火旺熱逼精泄的滑精,頭暈耳鳴,腰脊酸痛;一為濕熱下注大腸的腸鳴下痢,婦女則黃白帶下。

(四)脈案

王某,男,35 歲,1963 年 8 月 14 日初診。

【主症】一年來經常發生突發性頭暈、目眩、頭重腳輕,如立舟中,甚則噁心嘔吐,不欲睜目,每次發作可達數小時至兩三天,發作過後仍有輕度眩暈,伴胸悶痰多,口苦,舌質紅,舌苔黃白而膩。

脈象:左關滑大,右關浮滑。

【憑脈辨證】滑脈主痰,獨見兩關,故知病在肝脾二經。當脾運不健,停濕凝痰,肝火挾痰上擾清竅,為眩暈證。

【治法】除痰清熱,瀉肝火。

【方藥】溫膽湯加減。

橘皮 6 克　清半夏 5 克　茯苓 9 克　甘草 2 克　枳實 5 克　生薏仁 12 克　夏枯草 9 克　梔子 5 克　桑葉 5 克 炒白蒺藜 3 克　蔓荊子 5 克　通草 2 克　生薑 3 片引

水煎服。

上方連服 10 劑，眩暈已癒，隨訪年餘未發。

【按語】眩暈一證，其病因病機歷代醫家認識頗不一致。《內經》指出：「諸風掉眩，皆屬於肝。」朱丹溪認為：「頭眩，痰挾氣虛並火，無痰不作眩，痰因火動。」而劉河間認為：「眩暈是由風火所致。」張景岳則認為：「無虛不能作眩，虛者居其八九，兼火兼痰只不過十中一二，當以治虛為主。」

可見眩暈一證，病因繁多，在臨床辨證時，只要詳辨脈證，不難找出病因，給予恰當治療。

一般來說，因虛致眩者，脈必虛細或弦細無力，肝火挾風火肝陽上亢者，脈多弦數，痰濕中阻脈必見滑象。本例眩暈是痰鬱化火，故脈見滑大，因此用除痰降逆、清瀉肝火之劑而效。

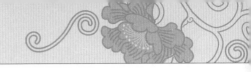

六、澀 脈

（一）脈象

澀脈細而遲，往來難，如輕刀刮竹，如雨沾沙，如病蠶食葉。

（二）脈訣

左寸脈澀心耗虛，寒凝心痛有血瘀。
關澀肝虛胸脅痛，筋失濡養身轉疼。
左尺脈澀男傷精，婦女經阻孕非是。
右寸脈澀肺氣虛，氣短背困精神疲。
右關脈澀胃陽弱，胃脘疼痛寒凝血。
右尺澀來大便難，妊娠見澀必墜胎。

（三）淺釋

心陽虛則胸陽不振，寒阻心脈則血瘀絡道失和，出現胸悶心痛時，左寸脈多澀而有力。

1. 左寸脈澀而無力

多主心血不足，常見心悸怔忡、失眠健忘、面色不華等症。

2. 左關澀脈

主肝血不足，不能濡養筋脈，故有脅痛及周身轉痛，甚則頭暈眼糊、爪甲枯陷等症。

3. 左尺脈澀

主腎經虧損的症候，男子多見遺精，腰膝酸困，健忘失眠，頭昏耳鳴。婦女則出現血虛閉經，或月經澀少，不易受孕。

4. 右寸脈澀

主肺氣虛弱的疾患，如咳嗽氣短，倦怠懶言，聲音低怯，背勞自汗等。

5. 右關脈澀

為胃陽不足，寒凝血滯的胃脘刺痛，痛有定處。

6. 右尺脈澀

主血虛津虧，腸燥便秘難解。若孕婦見澀脈，因血虛不足以養胎，故有墜胎之虞。

（四）脈案

案❶：扎西某某，女，24 歲，1964 年 7 月 5 日初診。

【主症】兩年前，正值懷孕期間因騎馬奔跑而致流產。此後月經一直先期而行，每 20 天左右 1 次，量多，色紫黑有塊，伴有腹痛。近兩月來左少腹疼痛，按之有塊，腰酸腰痛。

經某醫院西醫檢查診斷為「附件炎」，用胎盤組織漿治療多時，效果不著。舌質兩邊紫暗，苔薄白。脈象：六脈弦澀有力。

【憑脈辨證】弦脈主寒、主痛，澀為血瘀，弦澀兼

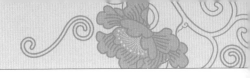

見，為血瘀腹痛。

【治法】活血祛瘀止痛。

【方藥】當歸9克　川芎5克　赤芍5克　益母草9克 元胡3克　沒藥3克　五靈脂5克　香附5克　黑丹皮6克 阿膠5克（沖服）　炙甘草2克。

水煎服3劑。

【二診】1964年7月15日。

服上方後，腹痛顯減，月經僅提前3天而來，量較 前減少，色轉紅，血塊亦少，脈已不見弦澀而轉為虛脈， 血瘀已化，血虛未復。

【治法】調經養血。

【方藥】當歸9克　川芎5克　阿膠5克（沖服） 益母草5克　白芍6克　黑丹皮6克　香附5克　沒藥2克 蘄艾葉2克　茯苓6克　陳皮6克　炙甘草2克。

在上方基礎上，加熟地、黨參、白朮配蜜成丸，以 善其後。

案❷：劉某，女，29歲，1961年5月初診。

【主症】自述數月來，月經先期而至，每十餘天一 行，來後淋瀝不斷，色淡量多，有少量血塊，且少腹脹 痛，腰酸，下肢浮腫，納欠佳，頭暈，舌質淡紅。脈象： 脈見細澀而遲。

【憑脈辨證】細主陰傷，澀主血虛，遲主虛寒不足 證，脈症合參，辨證應為脾腎兩虛，陰血不足，衝任不

固。

【治法】補腎固衝，養血理脾。

【方藥】當歸 9 克　炒白芍 9 克　阿膠珠 5 克　鹿膠珠 5 克　龜膠珠 5 克　芡實 6 克　陳皮 6 克　菟絲子 5 克　韭菜子 9 克　菊花炭 5 克　茯苓皮、茯苓塊各 9 克　炙甘草 2 克。

水煎服。

【二診】1964 年 1 月 13 日。

經 1961 年治療後，效果顯著，月經已正常，餘症亦顯著好轉，但因工作忙未能連續診治。近來月經又出現先期而至，持續八九天方淨，量不多，腹不痛，伴腰酸背勞，下肢浮腫，手腳心發燒，遇勞則加重。診其脈沉細而澀，仍屬陰血虧虛未復，衝任不固，繼服上方，並服定坤丹五粒，諸症皆熄。

【按語】以上兩例，同因月經先期，同見澀脈。案❶脈象弦澀有力，故知血瘀所致，屬於實證，用活血祛瘀而獲效；案❷脈見遲細而澀，知為陰血虧虛，衝任不固的虛證，用養血補腎固衝之品而癒。

由此可見，澀脈之有力無力是辨別血瘀和血虛的關鍵，診脈時必須仔細辨識。

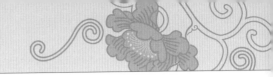

七、虛　脈

（一）脈象

虛脈遲大而軟，按之無力，隱指豁豁然空。

（二）脈訣

左寸脈虛心血虧，驚悸怔忡不得眠。
左關脈虛肝陰傷，血不營筋煩熱炎。
左尺腎虛精血損，遺精早洩痿癖症。
右寸脈虛自汗出，虛喘咳嗽氣不足。
右關脈虛多腹脹，飲食不思難消化。
右尺火衰寒證起，固精益氣法宜舉。

（三）淺釋

虛脈的出現，總是由於正氣虧損所致。

1. 左寸脈虛

主心血不足，心失所養，不能藏神，故有心悸不安，失眠頭暈等症。

2. 左關脈虛

主肝血不足，血虛不能濡養筋脈，故有身煩熱或全身酸困無力。

3. 左尺脈虛

主腎精虧損，腎虛失其封藏固攝之權，因而出現滑

精早洩，尿後餘瀝，下肢痿軟酸困無力。

4. 右寸脈虛

主肺氣虧虛，衛陽不固，故常見自汗、咳嗽、氣短懶言，動則加劇。

5. 右關脈虛

主脾氣虛弱，不能健運，故納少，食後腹脹。脾虛生化不足時，則有身倦無力，面色萎黃。若水濕不運則浮腫便溏。

6. 右尺脈虛

為命門火衰，下元虛弱。腎陽虛則形寒肢冷，陽痿不舉，滑精早洩，宜用固精益氣、溫補腎陽之法進行治療。

（四）脈案

案❶：吳某，女，40歲，1961年11月29日初診。

【主症】自述半月前因工作勞累，而感到頭暈目眩，時欲暈仆。檢查血壓 170/150 毫米汞柱，三四天後，又出現子宮出血，量多，色紫黑有血片，迄今不止，已十餘日。脈象：浮虛而數。

【憑脈辨證】浮非外感，虛主不足，數主有熱，浮虛而數，為陰虛血熱，迫血妄行，以致血崩為患。

【治法】滋陰養血，涼血固崩。

【方藥】生地 12 克　便浸當歸 9 克　炒白芍 9 克

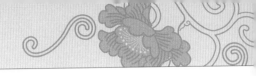

阿膠 6 克（沖服） 黑丹皮 9 克 黑艾葉 3 克 側柏葉、炭各 9 克 黑川芎 5 克 菊花炭 6 克。

水煎服 2 劑。

【二診】1961 年 12 月 22 日。

服上方 2 劑，出血已止，頭暈減輕。五六天後又有少量出血，仍照上方再進 2 劑後，已不出血。現覺少腹隱痛，診其脈見沉緩而澀。據脈論證，是血虛衝任失養，治以養血補衝。

【方藥】當歸 9 克 川芎 5 克 白芍 6 克 阿膠 5 克（沖服） 香附 5 克 紫蘇 5 克 艾葉 3 克 菟絲子 5 克白朮 5 克 茯苓 6 克 炙甘草 2 克。

水煎服，4 劑。並加服八珍丸、六味地黃丸，早晚各服 1 丸，連服月餘，諸症痊癒。

案❷：郭某，男，成人，1964 年 5 月 26 日就診。

【主症】近日來胃納差，食後脘悶而脹，身倦乏力，眼瞼浮腫，大便微溏，面色萎黃，舌苔薄白。脈象：左脈弦細，右關虛大。

【憑脈辨證】右關脈虛大，為脾氣虛弱，健運失常，左脈弦細則肝陰亦弱。

【治法】益氣健脾，土肥則木榮。

【方藥】香砂六君子湯加減。

黨參 6 克 白朮 5 克 茯苓皮、茯苓塊各 12 克 炙甘草 2 克 陳皮 6 克 厚朴 5 克 砂仁 2 克 生薏仁 12 克

炒萊菔子 5 克　焦神麴 12 克　焦麥芽 12 克　桂枝 2 克
生薑 3 片引。

　　上方共服 5 劑，納增體健，諸症皆癒。

案 3：趙某，男，42 歲，1964 年 4 月 15 日初診。

　　【主症】兩年來經常頭暈，腰酸腿困，尿頻遺精，病
情愈來愈重，身體日漸衰弱消瘦，舌質淡。脈象：兩尺虛
大。

　　【憑脈辨證】尺主腎位，虛大為不足，故診為元陽下
奪，陰精失守，腎虛為患。

　　【治法】補腎固精。

　　【方藥】五子衍宗丸加減。

　　女貞子 9 克　韭菜子 5 克　枸杞子 6 克　菟絲子 5 克
覆盆子 5 克　金櫻子 5 克　肉蓯蓉 6 克　巴戟天 5 克
茯神 9 克　炒遠志 5 克　煆龍骨 5 克　煆牡蠣 6 克　山藥
9 克　甘草 3 克。

　　水煎服。

　　上方連服 10 劑，諸症明顯好轉，按原方配成丸藥繼
服，以鞏固療效。

　　【按語】凡正氣不足，氣血陰陽虧虛諸證，皆可出現
虛脈，見於何部，即主何臟不足。由於兼見脈不同，故主
證有別。一般而言，浮而虛，主氣虛證；沉而虛，主血虛
證；虛而數，主陰虛證；虛而遲，主陽虛證。

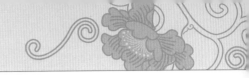

八、實　脈

（一）脈象

實脈浮沉皆得，脈大而長，應指有力。

（二）脈訣

左寸脈實心熱盛，口舌糜爛咽喉痛。

左關脈實腹脅痛，目痛皆因肝火盛。

左尺脈實膀胱熱，小便淋痛或尿血。

右寸脈實肺經熱，咳嗽喘滿咽燥渴。

關實中滿氣不舒，實浮脾熱倦而噎。

右尺脈實小腹痛，大便艱難或下結。

（三）淺釋

實脈為三焦邪熱壅積過甚所致。

1. 左寸見實脈

主心經積熱，輕則口糜舌爛，心煩咽痛，重則喜笑不休，發狂怒　。

2. 左關脈實

主肝經氣火鬱結，症見腹脅疼痛，目赤腫痛，口苦頭痛尿黃。

3. 左尺脈實

主膀胱積熱，常見小便淋瀝澀痛，傷及陰絡則尿血。

4. 右寸脈實

主肺經有熱，常見咳嗽氣喘，痰黃胸悶，咽痛口渴等症。

5. 右關脈實

主中焦氣積不通，多見脘腹脹滿，若見浮實之脈，則主脾熱氣積之噫嗝、反胃症。

6. 右尺常見實脈

當下焦實熱壅滯而見腹痛、便秘等症時。

（四）脈案

郭某，女，35 歲，1964 年 11 月 30 日初診。

【主症】一年來常感腹內氣逆攻沖，沖則胃脘疼痛，嘈雜不適，噁心嘔吐，常與情緒波動有關，且有頭暈目眩、背困等症，舌質紅，苔薄白。脈象：左關浮實而滑，寸細長，尺脈結，右脈滑短。

【憑脈辨證】左關為肝位，脈見浮實而滑，為肝火鬱結不暢之象，左寸細長，尺脈結，均為氣滯之脈，右脈滑短者，主痰鬱氣痞。總觀全脈，證係氣火鬱結，肝胃不和證。

【治法】除痰和胃，理氣降逆。

【方藥】生鱉甲 9 克　生白芍 6 克　川貝母 6 克　橘皮 6 克　枳殼 5 克　柴胡 2 克　茯苓 6 克　清半夏 5 克　炒梔子 5 克　桑葉 6 克　菊花 5 克　香附 5 克　甘草 2 克

川楝子 3 克　生薑 3 片。

水煎服。

【二診】1964 年 12 月 15 日。

服上藥 4 劑，胃脘痛緩解，氣逆不再攻沖，有時仍感噁心，脈象轉為兩關弦長滑，已不見實脈。說明氣積稍舒，肝胃仍有不和，照上方加左金丸 3 克，繼服 4 劑，諸症基本痊癒。

【按語】實脈為邪氣實而正氣不虛，邪正相搏，血氣壅盛有餘之脈，故脈來充實有力，病主陽熱邪盛，鬱結不散的大熱、大積、大聚以及疼痛諸疾。

臨床常見的症狀有：譫語發狂，噎嗝反胃，嘔吐便秘，腹痛，瘍毒等。

其兼脈的主病是：實而滑，主痰凝熱積；實而數，主腑熱積滯；實而弦長，主肝氣橫逆；實而兼洪，主熱邪充斥三焦。這樣就抓住實脈辨證的要領了。

九、長　脈

（一）脈象

　　長脈不論大小，迢迢自若，過於本位，如循長竿末梢為平；如引繩，如循長竿為病。

（二）脈訣

　　左寸脈長心火盛，心煩失眠並多夢。
　　左關脈長肝氣逆，胸脅脹滿帶呃逆。
　　左尺脈長奔豚症，少腹攻衝常作痛。
　　右寸脈長滿逆定，肅肺降氣法宜用。
　　右關脈長土鬱病，呃逆嘔吐胃脹痛。
　　右尺脈長腎氣強，根固柢深體健壯。

（三）淺釋

1. 左寸脈長
　　主心火過旺，常見心中煩悶，失眠多夢。
2. 左關脈長
　　主肝氣有餘，胸脅脹滿疼痛，當肝氣橫逆，胃失和降時，則出現呃逆、噯氣。
3. 左尺脈長
　　多見於下焦寒氣隨衝脈上逆，少腹攻衝作痛之奔豚證。

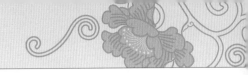

4. 右寸脈長

主肺氣壅塞不降，出現胸滿氣蹩，或見咳喘疾患。

5. 右關脈長

主脾氣鬱滯，胃失和降，故而胃脘脹痛，噁心嘔吐呃逆為患。

6. 當右尺出現長脈時

是為腎氣充沛，身體健壯，不作病脈論。

（四）脈案

案❶：劉某，女，37 歲，1962 年 8 月 29 日初診。

【主症】自述半年來經常感到左側偏頭痛、納呆、呃逆、脘腹痞脹。脈象：左關脈弦長，右關脈浮短。

【憑脈辨證】左關為肝位，弦為肝脈，長主氣火有餘；右關為脾位，浮短之脈，為脾胃虛弱。綜合脈症，辨證為木旺土虛，氣火上逆。

【治法】平肝降逆，理氣和胃。

【方藥】當歸 9 克　白芍 6 克　香附 6 克　枳殼 6 克　桑葉 5 克　蔓荊子 5 克　陳皮 6 克　半夏 9 克　茯苓 6 克　白朮 3 克　焦神麴 6 克　甘草 3 克　薄荷一撮。

水煎服。

【二診】同年 9 月 6 日。

服上方 4 劑，頭痛顯減，餘症基本消失。惟月經先期而至，量少，心煩，脈象轉成左手浮短，右脈遲細，弦

長之脈已不見。說明肝經氣火已平，浮短遲細之脈，均為肝脾不足之象。故在前方基礎上加：生鱉甲 12 克，生牡蠣 6 克，黨參 12 克，生薏米 12 克，連翹 6 克，以達柔肝健脾、育陰和血之功。

案❷：武某，女，22 歲，未婚，1964 年 12 月初診。

【主症】因失戀心情不暢，而致煩躁失眠，胸脘滿悶，情緒易激動，或少言寡語，喃喃自叨，月經已停閉 40 多天，舌苔黃膩。脈象：六脈長滑。

【憑脈辨證】長主氣有餘，滑主痰熱盛，證係肝鬱化火，熱痰內結。

【治法】清熱除痰，安神鎮靜。

【方藥】茯神 9 克　石菖蒲 6 克　枳實 5 克　半夏 5 克　川貝母 6 克　橘皮 6 克　鬱金 3 克　麥冬 5 克　膽南星 2 克　白芍 6 克　甘草 3 克　梔子 5 克。水煎服。

【二診】1962 年 12 月 9 日。

服上方 6 劑，諸症顯減，睡眠好轉，脈已不見長象，轉為滑大。效不更方，繼服上方 6 劑，並加服礞石滾痰丸早晚各 6 克。服藥近月餘，諸症痊癒。

【按語】長脈在臨床辨證時，主要分辨平脈之長與病脈之長，長而和緩柔勻是有胃氣之脈，為無病之平脈。凡脈長而硬滿，則為病脈，多主陽熱熾盛，氣逆火亢，常見於癲癇、奔豚、痰濁等疾患。其兼脈的主病是：長而滑為痰火壅盛，長而弦為肝氣過旺，長而牢多主積聚為患。

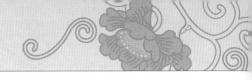

十、短　脈

（一）脈象

短脈不及本位，應指而回，不能滿指。

（二）脈訣

左寸脈短心氣虧，心悸氣短不得眠。
左關脈短肝氣鬱，胸脅滿悶善太息。
左尺脈短小腹痛，月經淋漓是漏證。
右寸脈短肺氣虛，咳嗽氣短精神疲。
右關脈短胃氣痞，胃脘滿悶常噯氣。
右尺脈短真陽衰，精滑夢遺火不實。

（三）淺釋

1. 左寸見短脈

主心氣虛弱，見心悸、失眠、自汗。

2. 左關脈短

主肝氣鬱結，氣鬱不暢則脅肋脹痛，滿悶不舒，善太息，精神沉默，不欲飲食。

3. 左尺脈短

多見於寒氣鬱滯的小腹疼痛。若係婦女則多見月經淋漓不斷，是腎虛不能固攝所致。

4. 右寸脈短

主肺氣虛弱，常有咳喘無力，氣短懶言，周身乏

力，自汗出。

5. 右關脈短

主脾虛氣滯，胃失和降，故多有納呆脘悶，噯氣嘔逆等症。

6. 右尺脈短

主命門火衰，陽痿不舉，滑精早洩，形寒肢冷。

（四）脈案

案❶：蘇某，女，35 歲，1961 年 5 月 8 日初診。

【主症】一年來每次月經來潮，量多色淡，持續較長時間，這次已經半月未停，伴身倦乏力，腰背勞困，頭暈耳鳴，面色萎黃，舌淡苔白。脈象：短澀，尺脈短而虛小。

【憑脈辨證】脈短為氣虛，澀主血弱，短澀並見，為氣血俱虛，氣不攝血。尺脈短小而虛，為久病腎虛，衝任不固，故經來量多色淡，腰酸背困。

【治法】補氣養血，攝血固經。

【方藥】膠艾四物湯加味。

當歸 9 克　白芍 6 克　川芎 5 克　阿膠珠 3 克　熟地 9 克　艾葉炭 3 克　黃耆 6 克　黨參 6 克　茯苓 6 克　陳皮 6 克　炙甘草 3 克。

水煎服。

上方服 6 劑，月經已淨，腰背酸困亦輕，繼服八珍

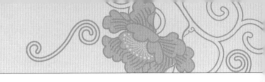

丸善其後。

案❷：任某，女，25 歲，1964 年 6 月 2 日初診。

【主症】產後兩月，因情志不暢而引起呃逆吐酸，伴胸悶納呆，胸脅憋痛，諸症與情緒變化有關。午後手腳心發燒，舌苔薄白。脈象：左關脈沉短有力，右關沉弦。

【憑脈辨證】左關沉短主肝鬱氣滯，右關沉弦，主肝氣犯胃，胃失和降。

【治法】調肝和胃，降逆理氣。

【方藥】生鱉甲 9 克　白芍 6 克　生薏仁 12 克　茯苓 6 克　半夏 5 克　橘皮 6 克　白蔻仁 2 克　炒枳殼 5 克　瓜蔞皮 5 克　厚朴 6 克　甘草 2 克　川楝子 1 枚　生薑 3 片。水煎服。

上方服 10 餘劑，呃逆癒，餘症好轉。後服柔肝養陰，調補氣血之劑而告癒。

【按語】案❶脈見短澀無力，是不足之虛證，以補養氣血之劑，效果良好。

案❷見沉短有力之脈，是肝胃氣逆的實證，以柔肝理氣和胃降逆之法取效。可見短脈的有力無力是辨別虛證、實證的關鍵。

一般而言，凡是短而無力之脈，皆為氣虛陽衰，無力推動血行的衰弱疾患。若痰食阻滯氣機，或肝鬱氣滯不暢，脈來多短而有力，不可不知。

十一、洪　脈

（一）脈象

洪脈指下極大，來盛去衰。

（二）脈訣

左寸脈洪心熱盛，目赤口瘡頭痛症。
關洪邪熱在肝經，煩躁易怒遍身疼。
左尺脈洪膀胱熱，小便淋痛或尿血。
右寸脈洪因肺熱，口燥咽乾喘急煩。
關洪吐逆與口渴，皆因胃熱使其然。
右尺脈洪大便秘，腹滿下血苦難言。

（三）淺釋

1. 左寸脈洪

主心火上炎，故出現頭痛，目赤口瘡，心中煩熱，急躁失眠等症。

2. 左關常出現洪脈

當肝經熱邪灼傷肝陰，絡脈失其濡養，而致遍身疼痛，煩躁易怒等症狀時。

3. 左尺脈洪

為膀胱有熱，因而小便淋漓，疼痛不爽，甚則出現尿血。

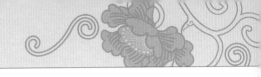

4. 右寸脈洪

主熱邪壅肺，多因外感溫熱之邪，或風寒犯肺，鬱而化熱，使肺失清肅，故見咳喘氣急息粗，口燥咽乾等症。

5. 右關脈洪

主胃火燔熾，常有噁心嘔吐，齒齦腫痛，便秘口渴。

6. 右尺脈洪

主大腸有熱，症見大便秘結，熱傷陰絡則便血腹痛。

（四）脈案

> **王某，男，49 歲，1964 年 4 月 9 日初診。**

【主症】去年 10 月份以來，右側顏面灼痛，局部不紅不腫，伴大便秘結，某醫院診斷為三叉神經痛。經中西醫藥治療多時，無明顯效果，仍感右側面部灼痛，大便乾，小便黃，舌苔黃燥而厚。脈象：六脈皆洪，尤以右寸關更甚。

【憑脈辨證】洪脈主經絡大熱，血氣燔灼，陽熱亢盛之症，該患者六脈皆洪，右寸關更甚說明熱在肺胃二經。

【治法】清熱瀉火，宣清導濁。

【方藥】蝦禹秋石 2 克　晚蠶砂 12 克　酒黃芩 5 克　酒大黃 9 克　生梔子 5 克　酒生地 6 克　桔梗 5 克　桑葉 5 克　菊花 5 克甘草 2 克。

水煎服。

【二診】1964 年 4 月 13 日。

服上方 2 劑，顏面疼痛顯減，惟大便仍乾，脈象洪大無力，證為火熱有減，津傷未復，治以滋陰清熱，養血潤燥。

【方藥】蜜炙當歸 9 克　胡麻仁 9 克　麥冬 9 克　晚蠶砂 9 克　寒水石 3 克　酒生地 6 克　元參 9 克　忍冬藤 5 克　甘草 2 克。

服藥 3 劑後，大便正常，顏面疼痛消失。

【按語】由這一病例可以看出，初診脈見洪大有力，予以清熱解毒，兼用導濁引熱下行之劑，使病情減半。二診時脈象洪大無力，知為熱盛津傷未復，故以滋陰潤便之劑而收功。

可見洪脈雖主陽熱亢盛疾患，但辨證時一定要注意脈象有力無力，以鑑別其津傷與否，治療才能藥到病除。倘若不辨脈之虛實，一味清熱攻下，勢必形成熱雖除而津大傷，使病情遷延不癒。

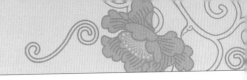

十二、微　脈

（一）脈象

微脈極細而軟，按之如欲絕，若有若無。

（二）脈訣

左寸脈微心內驚，心虛血少頭又疼。
關微氣少胸中滿，四肢拘急惡寒生。
左尺脈微敗血症，男子傷精女血崩。
右寸脈微上焦冷，寒痰不化在胸凝。
關微胃寒並氣脹，脾虛難化腹痛增。
右尺脈微因臟冷，虛寒泄瀉冷似冰。

（三）淺釋

1. 左寸脈微

主心氣心血俱不足，故有驚悸、怔忡、失眠、健忘等症。若血虛不能上營於腦髓，則頭痛而暈。

2. 左關脈微

主肝陰、肝陽俱不足，氣血虛衰而出現胸悶氣短，四肢怕冷拘攣等症。

3. 左尺脈微

多為腎經虧損，陰傷血敗的症候，男子則頻頻遺精，腰酸乏力，女子則崩中下血。

4. 右寸脈微

主肺氣不足，常有咳嗽氣短，痰液清稀，倦怠懶言，畏風形寒等症。

5. 右關脈微

主脾胃虛寒，陽虛陰盛的脘痞腹脹，納穀不化，腹痛喜熱喜按，乏力便溏等。

6. 右尺常見微脈

當命門火衰，元陽下虛，出現腹冷、便溏不止的虛寒泄瀉時。

（四）脈案

案❶：白某，女，38 歲，1962 年 11 月 23 日初診。

【主症】產後兩月，食慾不振，自汗乏力，乳汁缺乏，右下肢冷痛。脈象：六脈微細而浮。

【憑脈辨證】微主氣虛，細主血虧，浮為不足，證係產後氣血兩虛，風寒滯絡。

【治法】先以益氣養血，通絡下乳。

【方藥】黃耆 9 克　當歸 9 克　川芎 6 克　陳皮 6 克　白朮 6 克　茯苓 6 克　通草 2 克　炮山甲 2 克　絲瓜絡 5 克　白芷子 9 克　炮王不留行 9 克　沙參 5 克　黑芝麻 9 克　漏蘆 6 克　炙甘草 2 克。

【二診】1962 年 12 月 13 日。

服上藥 4 劑後，乳汁增多，已夠嬰兒食用。納食好

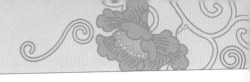

轉，已不出汗，惟下肢冷痛未輕。舌質稍紅，苔白，脈象由微細轉成弦澀，說明氣血漸充，寒邪滯絡成痹，有熱化趨勢。治以宣痹通絡。

【方藥】當歸9克　赤芍5克　阿膠3克（沖服用）海桐皮6克　防己3克　忍冬藤7克　赤小豆9克　青木香3克　桂枝5克。

服上方3劑，下肢疼痛明顯減輕，繼服3劑，可望痊癒。

案❷：許某，女，46歲，1962年9月28日初診。

【主症】自述一年多來經常感到乏力自汗，食慾不振，咳嗽氣短，頭暈口乾，舌淡苔薄白。脈象：六脈浮微小澀。

【憑脈辨證】浮微主氣虛，小澀為陰傷，屬氣陰兩虛，病在脾肺。

【治法】益氣養陰，斂肺止咳。

【方藥】遼沙參6克　阿膠5克（沖服）　川貝母6克茯苓6克　炒遠志5克　蓮肉6克　石斛5克　煅龍骨、煅牡蠣各6克　五味子5克。

【二診】1962年10月6日。

服上方4劑，自汗已止，諸症減輕，脈見細但較前有力。

【治法】仍以益氣健脾，氣旺則陰復。

【方藥】黨參6克　黃耆5克　陳皮6克　半夏5克

川貝母 6 克　茯苓 9 克　遠志 5 克　蓮肉 6 克　石菖蒲 6 克
厚朴 6 克　白蔻仁 2 克　焦神麴 6 克　甘草 2 克。

　　上方共服 4 劑，同時加服香砂六子丸，早晚各 1 丸。
1964 年 12 月 28 日，因感冒就診時說：1962 年治療後，
諸症消失，納增體健，兩年來身體一直很好。

　　【按語】從以上兩個病例可以看出，凡是見到微脈的
證候，總是氣血兩虛，尤以氣虛為主。臨床上凡是虛損勞
怯，失精自汗，脫瀉肢厥，婦人崩漏等症常見微脈。

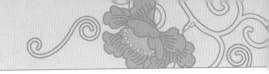

十三、細 脈

（一）脈象

細脈細直而軟，若絲綿應指。

（二）脈訣

左寸脈細心血衰，健忘怔忡夢多驚。
關細肝經陰血傷，雙目澀困並頭暈。
左尺脈細腎陰虛，腰酸腿困或夢遺。
右寸脈細肺陰傷，潮熱盜汗或音啞。
關細脾虛濕邪旺，腸鳴泄瀉大便溏。
右尺脈細丹田冷，泄瀉溫補救之康。

（三）淺釋

1. 左寸多見脈細

陰血不足，心失所養，而出現心悸、怔忡、失眠、多夢、健忘的症候時。

2. 左關脈細

主肝血不足，故有兩眼澀困，視力模糊，頭眩等症狀。

3. 左尺脈細

主腎陰虛弱，常有腰酸腿困，倦怠乏力，頭暈耳鳴，遺精等症。

4. 右寸脈細

主肺陰不足，多因勞損所傷，或久咳傷肺，或燥熱傷耗肺津所致。肺陰不足，虛熱內蒸，故發熱如潮水一樣有定時，每天入夜即發熱盜汗；又肺陰不足失其清潤肅降之機，故口咽乾燥，聲音嘶啞。

5. 右關脈細

主脾胃虛弱，健運失常，或濕邪困滯，故有飲食乏味，口淡黏膩，腸鳴腹脹，大便稀溏等症。

6. 右尺脈細

主命門火衰，不能溫煦脾陽，丹田（臍下 3 寸）寒冷，出現腹瀉完穀不化時，常用溫補腎陽之劑，便能恢復健康。

（四）脈案

案❶：杜某，女，38 歲，1963 年 3 月 26 日初診。

【主症】兩年來經常失眠，心慌夢淫，伴腰背勞困，煩熱盜汗，身倦乏力，納少口乾。脈象：左寸細而無力，左尺右關脈虛。

【憑脈辨證】左寸為心位，左尺屬腎，寸尺均細，為心腎陰虛。右關脈虛為脾氣不足，故證屬心脾兩虛，水火不濟之象。

【治法】交通心腎，育陰健脾。

【方藥】枕中丹加減。

　　生龜板 6 克　生龍骨 5 克　茯神 9 克　石菖蒲 6 克　遠志 5 克　當歸 9 克　白薇 9 克　石斛 6 克　白芍 6 克　炒棗仁 6 克　生薏仁 12 克　甘草 2 克。

　　水煎服。

　　【二診】同年 4 月 6 日。

　　上方服 6 劑，諸症減輕，睡眠由原來每晚 2～3 小時增為 5 小時左右，故照上方加倍量再加：製何首烏 12 克，黨參 9 克，白朮 6 克做成丸劑，每丸重 6 克，早晚空腹各服 1 丸，以鞏固療效。

案❷：馬某，女，36 歲，1962 年 2 月 11 日初診。

　　【主症】婚後 10 年未育，近一年來月經淋漓不斷，或多或少，時停時有，色淡，無血塊，不腹痛，伴腰困腿酸，納穀不香，浮腫，白帶頻下，面色萎黃，舌質淡紅，苔白薄。

　　某醫院婦科診為「功能性子宮出血」，經中西藥治療多時，迄今未癒。脈象：細澀無力，兩尺沉弱。

　　【憑脈辨證】細主陰虛，澀為血傷，兩尺沉弱為腎氣不固，衝任脈虛，故此證為久漏傷血，脾腎兩虛，衝任不攝。

　　【治法】補腎固衝，滋陰養血。

　　【方藥】熟地 15 克　山萸 9 克　山藥 9 克　丹皮 9 克　澤瀉 9 克　茯苓 9 克　芡實 9 克　川斷 5 克　菟絲子 5 克　沙苑子 5 克　當歸 12 克　白芍 9 克　黑川芎 9 克　鹿角膠

5 克　阿膠 9 克　龜板膠 9 克　煆龍骨 6 克　煆牡蠣 6 克　黑艾葉 6 克　白果 9 克　炙甘草 3 克。

上藥共研細麵，煉蜜為丸，每丸重 9 克，早晚空腹各服 1 丸。

【二診】1962 年 4 月 18 日。

服上丸藥 1 粒，已不出血，月經按期而來，惟持續時間稍長，七八天方淨，伴經期腹脹乏力。脈見細澀，但較初診時有力，尺脈已不沉弱，繼守前法，改服湯劑治之。

【方藥】熟地 6 克　當歸 9 克　山萸 6 克　阿膠珠 5 克　遼沙參 5 克　白薇 6 克　芡實 6 克　炒荊芥 3 克　黑丹皮 6 克　山藥 6 克　炙甘草 2 克。

水煎服 4 劑。

【三診】1964 年 9 月 1 日。

經服前藥治療，兩年來月經基本正常，有時經後有咖啡色帶下，持續三四日而淨，兼手腳心發燒，大便乾，小便黃。

脈見細滑而數，舌質稍紅。細數脈為陰虛內熱，治以清熱涼血，滋陰止帶。

【方藥】生鱉甲 9 克　當歸 9 克　白芍 9 克　黑丹皮 9 克　地骨皮 9 克　遼沙參 5 克　白薇 9 克　菟絲子 5 克　沙苑子 5 克　海螵蛸 6 克　茯苓 6 克　炙甘草 2 克。

【四診】1964 年 9 月 23 日。

服上藥 4 劑，經後帶下已無，仍覺手腳心發熱，口乾，脈象細滑，已不見數象，繼用滋陰清熱法。

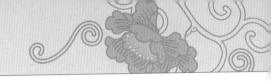

【方藥】沙參9克　白芍6克　麥冬5克　白薇9克
阿膠5克（沖服用）　川貝母5克　丹皮6克　地骨皮9克
生鱉甲9克　甘草2克。

水煎服6劑，諸症悉平。

【按語】以上兩例，雖然一為婦科病，一為內科病，
但都見細脈，又皆為陰虛疾患，故通用滋陰之劑而獲效，
充分說明了中醫異病同治的優越性。

十四、濡　脈

（一）脈象

濡脈極軟而浮，如綿在水中，輕手相得，按之無有，如水上浮漚。

（二）脈訣

左寸脈濡心虛空，自汗如珠常怔忡。
關濡氣血不通暢，血不營筋身酸痛。
左尺脈濡男精少，婦人溺數淋漓重。
右寸脈濡體倦怠，憎寒發熱肺氣壅。
關濡脾弱難消化，納呆腹脹或浮腫。
右尺脈濡下元冷，相火無力泄瀉生。

（三）淺釋

1. 左寸脈濡

主心陽不足，衛氣不固以致汗出如珠，氣虛血弱，心失所養，故怔忡心悸。

2. 左關往往出現濡脈

當肝血不足，血不營筋，周身疲困無力時。

3. 左尺脈濡

多主精血虧損，男子則遺精滑泄，女子則尿頻，小便淋瀝不淨。

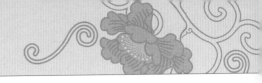

4. 右寸脈多見濡脈

肺合皮毛，主宣發衛氣。肺氣虛則衛氣不固，故自汗乏力，惡寒發熱，咳嗽氣短。

5. 右關脈濡

主脾氣虛弱，不能健運，故納少，食後腹脹，消化不良。脾虛水濕不運則肢體浮腫，身倦乏力。

6. 右尺脈濡

主腎陽虛，陽虛不能溫運脾陽，故有大便溏泄，或少腹冷痛等症。

（四）脈案

吳某，女，43歲，1963年4月20日初診。

【主症】數日來食少便溏，四肢浮腫，小便頻數，尿量不多，腹脹腰酸，苔薄白。脈象：右寸關浮濡，尺脈沉。

【憑脈辨證】浮濡之脈，為脾虛不運，水濕停滯，尺脈沉為腎虛水泛，故此證為脾腎兩虛水濕不行，水腫為患。

【治法】溫補脾腎，宣陽利濕。

【方藥】黨參5克　黃耆5克　白朮6克　陳皮6克　茯苓皮、塊各6克　大腹皮6克　厚朴6克　生薏仁12克　草蔻2克　生牡蠣6克　澤瀉6克　甘草2克　桂枝1克　附子3片。

水煎服。

上方連服 10 劑，浮腫腹脹全除，後以益氣健脾之丸劑善其後。

【按語】濡脈的形成，主要是因氣血兩虛或濕邪彌漫，脈管壓抑，致脈氣不能充實，故脈來浮而柔細無力。因此，濡脈的主病亦是氣血不足，精血虧損而偏於氣虛濕盛的病證。

臨床上凡氣虛陽衰，脾失健運，腎虛水泛或肺虛不能敷布水濕，而形成的水腫、泄瀉、自汗、乏力，甚則臌脹的病症，往往見到濡脈。

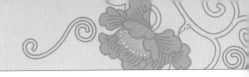

十五、弱 脈

（一）脈象

弱脈極軟而沉，重按之乃得，浮取不應。

（二）脈訣

左寸脈弱陽氣虛，心慌氣短精神疲。
左關脈弱筋痿軟，四肢拘急並惡寒。
左尺脈弱小便頻，腎虛耳鳴腰脊痛。
右寸脈弱多畏寒，神疲氣短懶開言。
右關脈弱是脾虛，便溏腹脹食不思。
右尺脈弱腎陽衰，陽痿遺精並早洩。

（三）淺釋

1. 左寸脈弱

主心陽虛，常見心慌氣短乏力，自汗，形寒肢冷，面色蒼白等症。

2. 左關常出現弱脈

肝血不足，不能滋養筋脈，出現四肢筋急攣縮，痿軟無力，或手足震顫，肢體麻木時。

3. 左尺脈弱

主腎氣不足，腎虛膀胱不固小便頻數，尿後餘瀝。腰為腎之府，腎虛則腰脊酸痛；腎虛不能上充於耳，故耳

鳴或聽力減退。

4. 右寸脈弱

主肺氣不足，肺氣虛故咳喘無力，氣短懶言，惡寒自汗等症。

5. 右關脈弱

主脾胃虛寒，脾氣不足，不能健運，故納少，食後腹脹，大便稀溏。脾氣虛發展為脾陽虛時，則口泛清水，四肢不溫，氣怯形寒等症。

6. 右尺脈弱

主腎陽虛衰，性功能減退則陽痿不舉，腎氣不固則滑精早洩。

（四）脈案

吳某，女，成人，1961 年 5 月 9 日就診。

【主症】自述一年多來，月經先後無定期，經來淋漓不斷，量較多，伴腰背勞困，納少身倦。脈象：兩尺弱，左關脈細長。

【憑脈辨證】兩尺脈弱，為腎氣、腎陰俱虛，左關細長為肝陰不足，肝經鬱熱，總觀全脈，證為肝腎虧損，肝不藏血，衝任失常，發為崩漏之證。

【治法】先用育陰清熱以固其經。

【方藥】當歸 9 克　白芍 5 克　生地 6 克　黑丹皮 6 克 阿膠珠 5 克　沙參 9 克　側柏炭 6 克　炒芥穗 2 克　杜仲

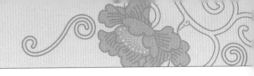

炭 3 克　川斷 3 克　黑艾葉 2 克　炙甘草 3 克。

水煎服。

【二診】1961 年 6 月 1 日。

上方連服 18 劑，已不出血，餘症亦減，其脈象較前有力，故繼用養血、補腎之劑，以固其本。

【方藥】當歸 9 克　龜板膠 9 克　鹿角膠 9 克　海螵蛸 9 克　芡實 9 克　香附 6 克　炒杜仲 6 克　川斷 6 克　川芎 6 克　生地 6 克　丹皮 6 克　石斛 6 克　沙參 9 克　紫石英 9 克　黑艾葉 3 克　炒芥穗 5 克　炙甘草 5 克。

上藥共研細麵，煉蜜為丸，每丸重 9 克，早晚空腹各服 1 丸。

服上丸藥 1 丸，月經恢復正常，已不再出血。

【按語】弱脈的主病，多為氣血兩虧，尤以陽氣虛弱為主的病症更多見。久病傷正，正氣虛弱，無力推動血行，故脈來軟弱無力。如果新病見弱脈，為正虛不能勝邪，視為逆脈，說明病情危重，應慎重地進行調治，方能轉危為安。

本例初因月經先後無定期，經來淋漓不斷，已失去其週期性，故診斷應屬於「崩漏」範疇。由於病期已年餘，久病體虛，腎氣不足，以致閉藏失職，衝任功能失常，故兩尺脈均見弱象，給予補腎固衝，養血調經之劑，使腎氣健壯，氣血充足，其經自按常道而來。

十六、緊脈

（一）脈象

緊脈來往緊束有力，左右彈人手如轉索無常。

（二）脈訣

左寸脈緊必項強，頭痛目痛是寒傷。
左關脈緊腹脅痛，筋脈拘急是應症。
左尺脈緊腰膝痛，臍痛小便不能通。
右寸脈緊鼻塞壅，惡寒咳嗽身酸疼。
關緊腹痛並吐逆，若見滑緊是傷食。
右尺脈緊小腹痛，定是奔豚疝氣病。

（三）淺釋

1. 左寸脈緊

多主寒邪襲表的頭痛，目痛，項部發僵，頭痛，發熱惡寒的表寒證。

2. 左關往往出現緊脈

當寒邪滯絡，出現肋脅疼痛，四肢拘急的病症時。

3. 左尺脈緊

主寒鬱下焦，常有少腹冷痛，腰痛，膀胱氣化不行，小便不暢。

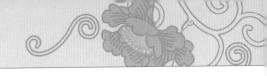

4. 右寸脈緊

主寒邪束肺，肺氣鬱閉不得宣降，故咳嗽氣喘。鼻為肺竅，風寒襲肺，故鼻塞流清涕。肺衛被鬱，則惡寒發熱，身酸疼。

5. 右關常常出現緊脈

胃陽素虛，飲食不潔，過食生冷，或脘腹受涼，以致寒凝於胃而發生腹痛，嘔吐時。若右關出現緊滑脈時，多係食積不化的脘腹脹痛、厭食、噯氣或嘔吐酸腐食臭等症。

6. 右尺脈緊

多為疝氣，奔豚證的小腹疼痛。

（四）脈案

案❶：蘇某，女，30 歲，1962 年 2 月 3 日初診。

【主症】自述 3 天來常感脘腹脹痛，食納不佳，噁心欲吐，舌苔白而微膩。脈象：左脈弦細，右關脈緊。

【憑脈辨證】右關脈緊為寒鬱中焦，左脈弦細主肝胃氣逆，綜合脈症為胃寒脘痛證。

【治法】溫中散寒止痛。

【方藥】丁蔻理中丸 6 丸，早晚各服 1 丸。

上藥共服 3 天，脘痛已除，納穀正常。

案❷：智某，男，16 歲，1964 年 1 月 20 日初診。

【主症】3 天來一直胃疼，伴噁心口臭，食慾不振，大便時稀而不暢，舌苔黃白厚膩。脈象：脈見氣口緊滑。

【憑脈辨證】氣口脈緊滑主食積滯胃，中焦不暢，證為傷食胃疼。

【治法】消食導滯。

【方藥】保和丸加減。

陳皮 6 克　茯苓 6 克　半夏 5 克　萊菔子 5 克　炒枳實 5 克　厚朴 6 克　連殼 3 克　焦神麴、麥芽各 12 克　甘草 2 克

上方服 3 劑，胃痛已除，納增便暢。

【按語】以上兩例，均屬胃脘痛，兼症亦很相似。蘇某右關僅見緊脈，不兼沉脈和滑脈，係脾胃寒鬱脘痛，故以溫中散寒之劑獲效。智某右氣口脈緊而兼滑，故診為傷食脘痛，用消食導滯之法而痊癒。由此可知，以脈論證在臨床上有很重要的使用價值。

緊脈主寒證、痛證，為歷代醫家所公認。臨床上凡因受寒而致的疼痛，常常出現緊脈。這是因為寒邪鬱滯，陽氣不通，不通則痛，故在脈為緊，在病為痛。無論寒邪襲表，陽氣被遏，出現頭痛、身痛、發熱、惡寒的表寒證，還是寒邪鬱閉於裏的腹脘疼痛，以及寒邪滯絡的痛痹證，儘管其疼痛的病位不同，但其病因為寒，所以都是緊脈的主症。

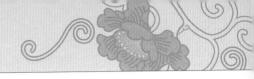

十七、緩 脈

（一）脈象

緩脈去來，少駛於遲，一息四至。

（二）脈訣

左寸脈緩心氣虛，心悸氣短項背拘。
左關脈緩多頭暈，肝虛血少經不行。
左尺脈緩腎氣虛，尿頻腰困精神疲。
右寸脈緩氣不足，背困肢麻皮不仁。
右關脈緩脾濕盛，頭身重困不欲飲。
右尺脈緩下焦冷，腸鳴泄瀉下肢腫。

（三）淺釋

1. 左寸脈緩

主心氣不足，常見心慌氣短，亦主風邪外襲，項背部筋脈拘急不行。

2. 左關脈常見到緩而無力的脈象

肝血虛弱引起的頭暈，月經澀少或閉經疾患。

3. 左尺脈緩

主腎氣虛弱，腎虛膀胱不約，故小便頻數而清。腰為腎之府，故腎虛則腰困，精神疲乏無力。

4. 右寸脈緩

主肺氣不足，肺虛則無力推動衛氣和津液輸布，以溫潤肌腠皮膚，故有肢體或皮膚麻木不仁，背部酸困不適。

5. 右關脈緩

主脾氣虛弱，運健失常則食慾不振，食後脹滿、便溏，水濕不能運化，阻塞氣機，清陽不升，則見頭重如裹，身體沉重，口淡不渴。

6. 右尺脈緩

多主腎陽不足，寒濕下蓄，故有腸鳴腹瀉，下肢浮腫，沉困無力等症。

（四）脈案

案❶：李某，男，成人，1964 年 7 月 3 日初診。

【主症】自述於 1963 年 6 月患痢疾，大便日行十七八次，皆為黃白膿團，伴裏急後重，腹部墜痛，肛門灼熱，小便短赤。某醫院按細菌性痢疾給予合黴素治療，病情好轉，但未痊癒，經常反覆。最近大便一日四五次，仍有膿及黏液夾雜，腹痛腸鳴，納呆乏力，舌苔白滑。脈象：人迎脈及右關脈均見緩大無力。

【憑脈辨證】右關脈緩大，主脾虛濕盛，左手人迎脈緩大為土虛木旺，故此證係脾虛寒濕下注，土壅木鬱的休息痢。

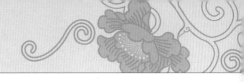

【治法】健脾利濕，溫中舒肝。

【方藥】黨參 5 克　生薏仁 12 克　炒山藥 6 克　茯苓 9 克　陳皮 9 克　厚朴 6 克　吳茱萸拌炒廣木香 3 克　青皮 3 克　炒白芍 6 克　煨訶子 3 克　焦神麴、麥芽各 6 克　炙甘草 2 克。

水煎服。

【二診】1964 年 7 月 8 日。

上方服 3 劑，大便已正常，已無膿便，仍有少數黏液，伴腹痛腸鳴，精神食慾較前好轉。舌苔薄白，脈象虛滑緩，右尺細弦，從脈證分析，濕邪漸化，脾腎陽虛未復。治以溫補脾腎，和中除濕。上方去青皮，加破故紙 3 克、草蔻仁 3 克，水煎服 3 劑，諸症癒。

案❷：陳某，女，成人，1962 年 4 月 4 日初診。

【主症】產後 1 月，全身浮腫，尿少，乳汁減少，食慾欠佳，身重困無力。脈象：右緩結無力，左脈細澀。

【憑脈辨證】左脈細澀主產後血虛，右脈緩結為脾虛濕困，健運失常，故此證屬肝脾兩虛，濕盛腫滿。

【治法】養血健脾，利濕消腫。

【方藥】當歸 9 克　川芎 5 克　生薏仁 12 克　蒼朮 3 克　厚朴 5 克　茯苓皮、茯苓塊各 12 克　陳皮 9 克　冬瓜皮 5 克　赤小豆 9 克　天仙藤 3 克　生牡蠣 3 克　澤瀉 3 克　炙甘草 2 克　生薑皮 1 克。

水煎服 6 劑。

【二診】1962 年 4 月 16 日。

服上方 6 劑，小便增多，浮腫已消，食慾增加，但乳汁仍少。脈象左細數，右浮滑，此乃濕邪已去，肝脾營虛未復，治以調養肝脾，養血通乳。

【方藥】當歸 9 克　川芎 5 克　生鱉甲 9 克　阿膠 3 克（沖服用）　沙參 3 克　麥冬 3 克　炮甲珠 2 克　炮王不留行 5 克　半夏 5 克　橘皮 6 克　茯苓 6 克　白通草 1 克　甘草 1 克。

服上藥 3 劑，乳汁已較前增多。

【按語】緩脈在臨床上，首先應分清有病之緩與無病之緩。《三指禪》指出：「四時之脈，和緩為宗。」《診宗三昧》亦云：「和緩有神，為脾氣之充。」這就說明，正常人脈來和緩從容，為胃之本脈，稱為平脈，在四時各種病脈中，只要脈來和緩，皆為有胃氣之象，尚好調治。但病脈之緩，多緩而怠慢，或緩而無力，多主濕證，或主氣血不足，故有「濕脈自緩」的說法。

緩脈主濕證，在臨床應結合其兼脈以辨證的病位與類形。一般認為浮緩主表虛或表濕證，沉緩為裏濕證，遲緩為寒濕，緩滑有力為濕熱，緩大無力屬氣虛。

緩脈主氣血不足的病證，多係緩而無力，見於何臟脈位，即主該臟虛弱疾患。

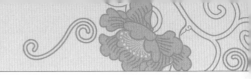

十八、弦 脈

（一）脈象

弦脈端直以長，如張弓弦，按之不移，綽綽如按琴瑟弦。

（二）脈訣

左寸脈弦主胸痛，頭痛是因風邪侵。
左關弦沉肝氣鬱，胸脅疼痛善太息。
左尺脈弦小腹痛，弦大腎虛腰膝困。
右寸脈弦痰飲停，咳嗽痰喘胸滿悶。
右關脈弦胃寒疼，納呆脘悶噯氣頻。
右尺脈弦是寒疝，散寒理氣宜溫通。

（三）淺釋

1. 左寸脈弦

主寒邪鬱閉，胸陽不宣引起的胸脅疼痛。若左寸脈浮弦者，為傷風引起的頭痛症。

2. 左關為肝膽脈位，左關脈沉弦或弦而有力

為肝氣鬱結，氣鬱不暢，故胸脅脹滿或脹痛，時以長出氣為快。

3. 左尺脈弦

主寒疝小腹脹痛或墜痛。若係脈弦大無力，則主腎

虛所致的腰酸腿困、滑精早洩等症。

4. 右寸脈弦

主痰飲停胸，多見胸脅滿悶，咳嗽氣喘，痰多而清稀。

5. 右關脈弦

主脾胃寒凝氣滯，脘腹疼痛。若係肝氣犯胃，胃失和降，出現脘腹脹悶，呃逆噯氣，食慾不振，右關亦常見沉弦之脈。

6. 右尺脈弦

主病同左尺，皆為寒疝腹痛之證，治療方法應該是用溫藥和理氣之劑，才能使寒散痛止。

（四）脈案

案❶：張某，男，40歲，1964年1月10日初診。

【主症】自述於 1962 年底因心情不暢，而常感咽部不適，似有物阻，咳之不出，咽之不下，但不影響納食。每於食後，則胃脘脹悶。雖作上消化道鋇餐造影檢查，未見器質性病變。又曾服用中藥旋覆花代赭石湯、小柴胡湯、平胃散、血府逐瘀湯、小承氣湯、四七湯等方藥近百劑，療效均不顯著，迄今仍感咽部不適，似有物阻，納呆，脘悶，舌苔薄白。脈象：左關脈弦長有力，右關脈弦緩大，寸脈滑。

【憑脈辨證】左關弦長，主肝氣有餘，右關虛緩為脾氣不足；右寸脈滑，主氣滯停痰。故此證為七情內傷，木旺土虛，痰鬱氣痞的梅核氣病。

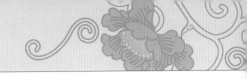

【治法】健脾理氣，除痰降逆。

【方藥】生薏仁 12 克　黨參 5 克　陳皮 9 克　川貝母 6 克　茯苓 6 克　沉香 3 克　檳榔 5 克　厚朴 6 克　白芍 15 克　蘇梗 5 克　炙甘草 1 克　生薑 3 片　大棗 2 枚。

水煎服。

【二診】1964 年 2 月 4 日。

服上方 9 劑，諸症好轉，咽部阻塞感顯著減輕，惟有時睡眠欠佳，脈見弦滑，左大於右，仍守前法化裁續服。

【方藥】生薏仁 12 克　生白芍 6 克　蘇梗 5 克　枳殼 6 克　橘皮 6 克　半夏 5 克　茯苓 6 克　川貝母 6 克　石菖蒲 6 克　遠志 5 克　厚朴 5 克　白蔻仁 1 克　沉香 1 克　焦神麴、麥芽各 6 克　川楝子 1 枚。

水煎服。上方連服 12 劑，春節後相告，自覺症狀全部消失，繼服逍遙丸 20 袋以善其後。

案❷：葛某，女，成人，1962 年 5 月 12 日初診。

【主症】閉經 3 個月，頭暈頭疼，時而面部烘熱，全身酸困，胸悶腹脹，腰背酸困，寐欠口乾，舌質紅。脈象：左脈沉弦滑，右脈滑短。

【憑脈辨證】左脈沉弦主肝鬱氣滯，鬱而化熱，故兼見滑象；右脈滑短，主氣痞不通。證係情志內傷，肝氣鬱結不得宣達，損傷心脾，氣結血滯，鬱久化熱，衝任受阻，發為閉經。

【治法】疏肝解鬱，清熱調經。

【方藥】丹梔逍遙散加減。

當歸 9 克　白芍 6 克　川芎 6 克　柴胡 1.5 克　枳殼 6 克　香附 6 克　茯苓 6 克　半夏 5 克　桑葉 6 克　梔子 5 克　丹皮 6 克　烏藥 1.5 克　紅花 1.5 克　元胡 5 克　甘草 1.5 克。

【二診】1963 年 5 月 17 日。

上方服藥 1 劑，月經即來潮，量少，色紫黑，它症悉減。診其脈左弦細澀，右脈緩大，已不見滑象。熱象已減，肝脾兩虛，故以益氣養血之劑以善其後。

【方藥】當歸 9 克　白芍 6 克　川芎 6 克　黨參 6 克　茯苓 6 克　白朮 6 克　桑葉 5 克　香附 5 克　枳殼 3 克　阿膠 5 克（沖服）　陳皮 6 克　甘草 1.5 克。

水煎服。共服 4 劑而痊癒。

【按語】弦脈是臨床常見的一種脈象，多主肝膽疾患、痰飲、諸痛、症疾、寒疝等症候。其兼脈的主病是：浮弦為風；沉弦主寒，主氣滯；弦數主肝火和肝膽濕熱；弦澀為氣血瘀滯或寒凝血結；弦滑主痰飲；弦緊為寒與痛。但不能一概論。如案❷ 病例，主症為閉經，而脈見左沉弦滑，右脈滑短，如果是單純地以脈論症，應為氣滯痰熱證，但患者臨床表現是肝經鬱熱，並無痰熱的症狀，所以該患者的滑脈屬於有熱之故，並非因痰所致。因此在臨床辨證時，必須脈症合參，綜合分析，特別是對有些一脈主多病的脈象，更應細審。

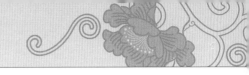

十九、動 脈

（一）脈象

動乃數脈，見於關上下，無頭尾，如豆大厥厥動搖。

（二）脈訣

左寸脈動驚悸症，女逢動滑是妊娠。
左關脈動腹脅痛，四肢拘攣及驚恐。
右尺脈動主陰虛，男子失精女血崩。
右寸脈動火上越，痰喘煩熱自汗出。
右關脈動多胃疼，泄瀉下痢伴腸鳴。
右尺脈動主發熱，陰虛火旺大便血。

（三）淺釋

動脈主陰陽氣血不和，互相搏擊的病症。

1. 左寸出現動脈

常為心陰不足，心陽亢奮的心慌病症。若是婦女，月經停閉，別無它症，左寸出現動滑流利之象，便是妊娠的徵象，不能視為病脈。

2. 左關脈動

一為陰寒邪盛，經氣受傷的經脈拘攣，腹脅疼痛；一為膽氣不足，最易感受驚恐的病症。

3. 左尺脈動

多主腎陰不足，陰虛火旺，男子則熱逼精泄，女子則血崩為患。

4. 右寸脈動

主陽不勝陰的自汗出，或痰熱內結的煩熱、喘咳症。

5. 右關脈動

主脾胃不和，寒熱錯雜的胃疼、腹瀉、下痢等症。

6. 右尺脈動

主陰不勝陽的發熱，或熱傷陰絡的大便下血證。

（四）脈案

翟某，女，30 歲，未婚，1962 年 3 月 20 日初診。

【主症】主訴子宮出血已半年之久，時輕時重，量多有塊，色深紅，腹不痛，伴口乾舌燥，午後手腳心發燒，腰背勞困，舌質偏紅，苔薄黃少津。脈象：動滑，尺部尤甚。

【憑脈辨證】動主陰虛火旺，滑亦為有熱之象，尺脈尤甚者，係病在腎及衝任之經。證係七情內傷，鬱而化熱，迫血妄行而發為崩症。

【治法】抑陽和陰，調經止血。

【方藥】便浸當歸 12 克　阿膠珠 5 克　黃芩炭 6 克　白朮 6 克　白芍 6 克　炒生地 6 克　側柏炭 15 克　香附 5 克　龜板膠 6 克　炙甘草 15 克

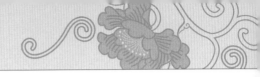

水煎服。

【二診】1962 年 4 月 2 日。

上藥服 4 劑，出血已止，繼服滋補肝腎、養血固衝之丸劑以善其後。

【方藥】熟地 12 克　當歸 9 克　白芍 9 克　龜板膠 15 克　阿膠 9 克　山茱萸 12 克　女貞子 15 克　旱蓮草 12 克　黨參 9 克　芡實 9 克　川斷 9 克　炒荊芥 9 克　香附 6 克　炙甘草 5 克。

上藥共研細麵，煉蜜為丸，每丸重 9 克，早晚空腹各服 1 丸。

【按語】動脈是脈來滑數有力，其形如豆，厥厥動搖，浮沉皆可見的一種脈象。是緊、滑、數、短的一種複合脈，它不僅可見於關部，而且在寸、尺部皆可見到。動脈的出現，是由於陰陽相搏，氣血不和，使脈氣不能流通疏展，遂陰陽氣血之搏擊衝動，而出現滑數有力，其形如豆。所以臨床多見於驚恐、心悸、發熱自汗、疼痛疾患、亡血、失精等證。

二十、促 脈

（一）脈象

促脈來去數，時一止複來。如蹶之趣，徐疾不常。

（二）脈訣

左寸脈促心火炎，煩悶心悸不得眠。
左關脈促積血症，脅肋刺痛肝經病。
左尺脈促精滑病，雷龍之火灼灼燔。
右寸脈促肺金鳴，時時咳嗽皆痰涎。
右關脈促脾主飲，脘悶納呆腹中鳴。
右尺脈促邪火炎，夢遺腰困腎陰虧。

（三）淺釋

1. 左寸脈促

主心火亢盛，多見心胸煩熱，心悸失眠多夢。盛則狂躁譫語，喜笑不休。

2. 左關脈促

主肝經瘀血積蓄，脅肋刺痛，局部灼熱。

3. 左尺脈促

主相火過旺，熱逼精泄的滑精病。若熱灼腎陰則有頭暈耳鳴，腰酸盜汗。

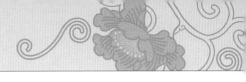

4. 右寸脈促

主痰熱阻肺，咳喘喉中痰鳴。

5. 右關脈促

主中焦停飲，兼有腸鳴脘悶，食慾不振。

6. 右尺脈促

主病與左尺相同，係命門火旺，腎陰被灼的滑精腰酸，頭暈耳鳴。

（四）脈案

楊某，女，50 歲，1964 年 7 月 11 日初診。

【主症】自述於 1960 年曾出現不明原因浮腫，未經治療而癒。今年五月以來，又出現浮腫，下肢腫甚，伴尿少，腹脹便溏，兩脅憋痛，齒齦出血，頭暈乏力。某醫院診斷為肝硬變。望其面色萎黃，舌苔黃厚黏膩。脈象：細促。

【憑脈辨證】細脈主濕盛，促為濕熱蘊結肝脾，發為水臟之證。

【治法】清熱利濕。

【方藥】茵陳 5 克　連殼 6 克　生薏仁 12 克　赤小豆 12 克　絲瓜絡 5 克　忍冬藤 5 克　大腹皮 6 克　白扁豆 9 克　茯苓皮、茯苓塊各 12 克　冬瓜皮、冬瓜仁各 12 克　防己 5 克　生牡蠣 6 克　澤瀉 5 克　甘草 5 克。

水煎服。

【二診】7月23日。

上方連服 8 劑，小便較前增多，浮腫腹脹減輕，脅痛消失，大便正常，齒齦仍有出血。脈象：人迎、氣口滑大。辨證仍係濕熱蘊結肝脾，仍用清熱利濕之法。

【方藥】茵陳 9 克　連殼 6 克　黃芩 9 克　赤小豆 12 克　大腹皮 6 克　茯苓 9 克　生牡蠣 6 克　澤瀉 6 克　滑石 9 克　生扁豆 9 克　生薏仁 12 克　梔子 5 克　防己 5 克　甘草 2 克。水煎服。

【三診】同年 9 月 16 日。

上方又服 10 餘劑，浮腫腹脹已消，食慾正常，齒齦出血較前少，脈見兩關緩滑大。仍守前法，並增涼血之品，即前方加丹皮 6 克，茜草根炭 9 克，阿膠 6 克（沖服）。

上方又服 10 餘劑，臨床症狀消失。

【按語】促脈的主病，多為陽熱亢盛，氣血瘀結，痰食停滯，熱毒斑疹，熱腫疼痛等實熱證。由於邪熱亢盛，氣、血、痰、食搏擊不通，以致邪熱急於外出，血脈又運行不暢，故脈來數而有時又一止，但必有力。亦主久病陰傷，真元衰憊，陰陽不能接續，故脈來促而無力。李中梓說：「促脈之故，得於臟氣乖違者十之六七，得於真元衰憊者十之二三。」可見促脈之有力無力，其主病截然不同，必須細心辨認，方不致貽誤病機，影響治療。

促脈主病，驗之臨床，很少有一部見促之脈，因原脈訣有分部主病歌訣，故仍保留原樣，有待今後修正。

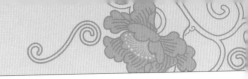

二十一、結　脈

（一）脈象

結脈往來緩，時一止複來。

（二）脈訣

左寸脈結心陽虛，痰阻氣機心動悸。

左關脈結肝氣鬱，脅肋疼痛善太息。

左尺脈結痿癖疝，速宜溫陽救之急。

右寸脈結肺氣虛，寒氣凝滯痰涎結。

右關脈結多食滯，胸脘痞滿常噯氣。

右尺脈結陰寒邪，溫陽益氣起沉疴。

（三）淺釋

1. 左寸脈結

主心陽不足，寒痰瘀阻而出現的心悸，氣短，胸悶疼痛的病症。

2. 左關常出現結脈

肝氣鬱結不暢，氣滯血瘀所致的脅肋刺痛，胸悶，太息為快的病症。

3. 左尺脈結

主腎精虧損，精虛則不能灌溉筋骨，使筋骨失其濡養，而出現下肢痿軟無力，這種疾患，必須用溫補腎陽的

藥物進行治療。

4. 右寸脈結

主肺氣不足，寒痰壅結不化，咳喘胸滿等症。

5. 右關脈結

主脾虛失運，食滯於胃的納呆噯腐，脘腹滿痛。

6. 右尺脈結

主命門火衰，陰寒積聚，出現精冷、陽痿、婦女宮寒不孕等症。這些疾患，需用溫陽益氣之劑給予治療。

（四）脈案

田某，女，成人，已婚，1964 年 7 月 6 日初診。

【主症】一年多來常感右脅隱痛，消化不良，遂即月經停閉，少腹隱痛，遂經中西藥治療多時，脅痛消化好轉，但月經已 18 個月未潮。脈象：左關脈結，時見虛弦。

【憑脈辨證】結脈主寒凝血結，虛弦主氣滯肝血不足，故而經閉不行。

【治法】養血調經，行氣散寒。

【方藥】當歸 9 克　白芍 6 克　川芎 5 克　香附 5 克　紫蘇 3 克　陳皮 6 克　半夏 3 克　枳殼 5 克　烏藥 4 克　元胡 5 克　炒小茴香 5 克　炙甘草 2 克。

【二診】2 月 17 日。

服上方 3 劑，月經來潮，但量不多，仍有少腹脹痛，脈見兩尺細澀，治以溫經行氣活血。

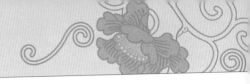

【方藥】當歸9克　白芍6克　川芎5克　蘇梗5克香附5克　烏藥5克　陳皮6克　厚朴6克　元胡5克小茴香3克　澤蘭葉5克　五靈脂3克　炙甘草2克生薑3片引。

水煎服。

服上方4劑，少腹脹痛已癒，月經正常。

【按語】結脈是搏動遲緩，時而一止，少頃複來的一種脈象，其間歇無一定規律，不同於代脈有規律性的間歇。臨床多出現於陽虛陰盛，氣血痰食停滯的證候。它既可以單獨見於一部，亦可以六部俱結，其主病亦有所不同。一般來說，一部見結者，多結而有力主氣血痰食停滯，或寒邪陰凝的腹痛疝瘕等實證，治以理氣散結。六脈俱結者，多結而無力，主心陽心氣不足，氣血虛弱的虛證，治以溫陽益氣，或養血通經之劑。

二十二、代 脈

（一）脈象

代脈動而中止，不能自還，因而復動，間歇節律一致。

（二）脈訣

代主臟衰危候知，怔忡氣短並心悸。
或因中寒腹急痛，脾土敗壞吐痢症。
跌仆損傷及驚恐，女脈逢此三月孕。
暴病見代多轉吉，久病逢代促命期。

（三）淺釋

代脈主要反映臟氣衰微，元陽不足的疾患。如心氣虛弱的心悸怔忡，氣短和中氣不足，脾胃陽虛的嘔吐泄瀉，這些虛弱慢性疾患，病情較重，需要認真地治療，方可挽回危候。

在暴病中，因七情鬱怒，跌仆損傷，或受驚恐，以及中寒腹痛，亦可出現代脈。這是由於脈氣一時不能接續所致，只要調治及時，氣血和暢，其脈自復。

在婦女懷孕二三個月時，由於氣血不足，脾胃虛弱，或惡阻較甚者，偶亦可見到代脈。

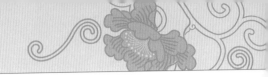

（四）脈案

任某，男，62歲，1964年4月14日初診。

【主症】自述於1952年開始，走路稍快或勞累過度時即感心慌氣短，頭暈，1962年以來症狀逐漸加重，心悸氣短，不能平臥，全身浮腫，血壓165/120毫米汞柱。某醫院診斷為「冠狀動脈硬化型心臟病」。經住院治療8個月，病情好轉出院。

【現症】心悸怔忡，氣短失眠，上肢及面部浮腫，食慾不振，身疲乏力，舌苔白而不潤。脈象：六脈皆為代象。

【憑脈辨證】六脈俱代，主臟氣衰弱，心氣不足，鼓動力弱，血脈不得充盈，故心悸氣短，怔忡，脾氣虛弱，健運失常，則水濕停聚納呆、浮腫。按此證為心脾衰弱，元陽不振。

【治法】益氣養血，健脾安神。

【方藥】東人參9克　黃耆12克　天冬9克　麥冬9克　當歸12克　茯神12克　石菖蒲9克　遠志7.5克　白芍9克　阿膠9克　元肉12克　陳皮9克　半夏7.5克　廣木香3克　炙甘草9克。

以上諸藥共研細麵，煉蜜為丸，每丸重9克，早晚空腹各服1丸。服上丸劑一療程，諸症有所好轉，又繼服一療程後，臨床症狀基本消失。

二十三、革　脈

（一）脈象

革脈弦而芤，如按鼓皮。

（二）脈訣

左寸脈革心虛痛，心悸自汗不喜動。
左關脈革肝瘕症，腹痛時作形不定。
左尺脈革主精衰，滑精早洩並腰困。
右寸脈革肺氣壅，咳嗽氣短胸不通。
右關脈革脾胃虛，中寒腹痛喜熱醫。
右尺脈革多損命，女主半產崩漏凶。

（三）淺釋

1. 左寸脈革

主心氣心陽俱不足，心主血脈，氣為血帥。心氣不足，鼓動無力，氣血不能正常運行，因而心悸氣短，活動後加重。陽氣虛不斂心液，故自汗。胸陽不振，心脈瘀阻，故心胸悶痛。

2. 左關脈革

主氣滯寒凝的腹痛，聚散無常，痛無定處，或少腹有積塊作痛，時隱時現，游走不定。

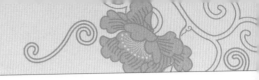

3. 左尺脈革

主腎精不足，下焦虛寒的疾患，或滑精早洩，小腹冷痛，腰酸腿困，婦女白帶頻下。

4. 右寸脈革

為肺氣不足，寒痰壅滯的咳嗽氣短，咳吐白痰，胸悶不暢。

5. 右關脈革

主脾胃虛寒，常見脘腹痛疼，喜按喜熱，需要用溫熱性藥物進行治療。

6. 右尺脈革

主腎元虛憊，虛勞失精，女子則半產，崩漏下血。

（四）脈案

案❶：李某，男，30 歲，1963 年 6 月 20 日初診。

【主症】七八年來經常腹脹，冬重夏輕，伴食慾不振，噯腐吞酸，有時胃脘脹疼，喜熱喜按，舌苔薄白。脈象：左脈虛弦大，右關脈革。

【憑脈辨證】左脈虛弦大，主肝虛氣旺，右關脈革主脾胃虛寒，故此證為肝脾兩虛的虛寒腹脹證。

【治法】溫中健脾，理氣散寒。

【方藥】黨參 6 克　檳榔 5 克　厚朴 3 克　沉香 3 克　陳皮 6 克　草豆蔻 1.5 克　廣木香 1.5 克　茯苓 6 克　半夏 5 克　白芍 5 克　吳茱萸 3 克　乾薑 1 克。

【二診】1963 年 1 月 27 日。

服上方 6 劑，腹脹減輕，腹已不痛，食慾有所增進，右關已不見革象。照前方繼服 8 劑，脾健寒除，腹脹已癒。

案❷：郭某，女，32 歲，1962 年 8 月 23 日初診。

【主症】數年來少腹有一塊狀物，或左或右，或聚或散，攻衝作痛，伴白帶下，痛經。近因貪食生冷瓜果，引起胃脘疼痛，噁心嘔吐，並牽及兩少腹憋痛，舌苔白膩。脈象：左關弦長，右關脈革。

【憑脈辨證】左關脈弦長主肝氣鬱積，係舊疾疝瘕之脈，右關脈革主寒濕傷胃，新邪引動舊疾疝瘕為患。

【治法】除寒燥濕，理氣止痛。

【方藥】蒼朮 6 克　薑川朴 5 克　茯苓 6 克　陳皮 6 克　藿香 5 克　生薏仁 9 克　生鱉甲 9 克　香附 6 克　青皮 1.5 克　草豆蔻 1.5 克　炒白芍 6 克　甘草 1.5 克。

【二診】1962 年 8 月 26 日。

服上方 2 劑，腹痛已除，噁心欲吐亦止，脈象轉為弦細澀，治法以柔肝理氣，溫中散寒。

【方藥】當歸 15 克　白芍 9 克　赤芍 7.5 克　吳茱萸 5 克　香附 12 克　茯苓 9 克　陳皮 9 克　烏藥 5 克　元胡 9 克　川芎 9 克　枳殼 7.5 克　半夏 5 克　炙甘草 1.5 克。

上藥共研細麵，煉蜜為丸，重 9 克，早晚空腹各服 1 丸。

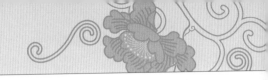

上方服丸藥一療程，疝瘕未再發作。

【按語】革脈是脈來浮大而弦，中空外堅如按鼓皮，浮取可見，重按則虛而無力的一種脈象。多見於虛勞亡血失精，婦女半產漏下，或氣虛寒鬱的腹痛疝瘕積聚等證。

上述兩個脈案，右關均見革脈，皆為脾胃虛寒之證，均以溫中散寒、理氣止痛之劑而治癒，可見革脈主虛寒證是符合臨床實際的。

二十四、牢 脈

（一）脈象

牢脈似沉而伏，實大而長微弦。

（二）脈訣

左寸脈牢伏梁病，心下攻衝常作痛。
關牢肝經氣血滯，脅肋疼痛位不移。
左尺脈牢奔豚疾，婦女亦主血瘕症。
右寸脈牢息賁定，咳嗽氣逆胸背痛。
右關脈牢定胃疼，陰寒積聚來作祟。
右尺脈若見牢形，疝瘕症積疼痛甚。

（三）淺釋

1. 左寸見牢脈

主心經氣血凝滯的「伏梁病」，其臨床表現為臍上至心下突起的包塊，大如手臂，久不癒，令人心煩，睡眠不安，繞臍作痛。

2. 左關脈牢

主肝積症，其表現是左脅下有腫塊突起，狀如覆杯，脅肋疼痛，久則咳嗽嘔逆。多因肝氣鬱結，瘀血停聚所致。

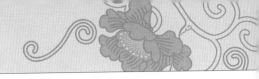

3. 左尺見牢脈

主奔豚症，亦曰「奔豚氣」，是由下焦寒氣上沖所致。臨床特點為發作性的少腹氣上沖胸，直達咽喉，腹部絞痛，胸悶氣急，頭暈目眩，心悸而驚，煩躁不安，發作過後如常人。或主婦女血瘕，多因月經期間邪氣與血結聚，阻於經絡而成，其主要症狀是少腹有積氣包塊、急痛，陰道內有冷感，或見腰背痛等。

4. 右寸脈牢

主肺積「息賁」，臨床表現有胸背痛、吐血，伴有發熱惡寒，咳嗽嘔逆，氣促等症。

5. 右關脈牢

多主脾胃陰寒結聚，胃脘疼痛，泛酸嘔逆，不欲食的症狀。

6. 右尺脈牢

為下焦寒疝症瘕積聚、小腹疼痛。症和積是有形的，而且固定不移，痛有定處，病在臟，屬血分，瘕和聚是無形的，聚散無常，痛無定處，病在腑，屬氣分。積聚中焦病變為多，症瘕下焦病變及婦科疾患為多，因而有不同的名稱。

（四）脈案

趙某，女，成人，1962 年 4 月 3 日就診。

【主症】患者自覺精神疲倦乏力已年餘，伴食慾消化

不佳，胸腹脹滿，氣逆噯氣，右脅脹痛，腰酸背困，肝在右肋下可及二指，質中硬，脾大一指，肝功正常。西醫診斷為慢性傳染肝炎，經西藥治療多時，病情無明顯好轉，故要求服中藥治療。脈象：左脈牢澀，右脈弦長。舌質暗，苔薄白。

【憑脈辨證】左脈牢主肝氣鬱積，澀為氣滯血瘀，弦長之脈出現於右手脈位，說明木旺剋土，證為肝鬱脾虛，氣滯血瘀，症積為患。

【治法】疏肝理氣，健脾消瘀。

【方藥】當歸9克　赤芍5克　白芍6克　香附5克　陳皮6克　茯苓6克　吳茱萸炒廣木香3克　厚朴6克　生薏仁12克　元胡5克　地鱉蟲6克　枳殼6克　炒麥芽6克　川楝子3克。

經用上方加減，連續治療9月餘，臨床症狀全部消失，肝脾回縮變軟而痊癒。

【按語】脈來沉實有力，弦長而大，惟沉取可見，謂之牢脈。多為陰寒內結，邪氣有餘，氣血凝積不散，結為有形的症積包塊，故牢脈多見於寒證和實證，單純虛證和熱證者少見。

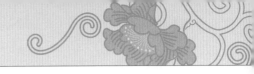

二十五、散　脈

（一）脈象

散脈大而散，有表無裏，渙散不收；無統紀，無拘束，至數不齊；或來多去少，或去多來少，渙散不收，如楊花散漫之象。

（二）脈訣

散主臟衰氣血耗，元氣散離臨危兆。
臨盆之婦亦見散，久病見散魂將斷。
左寸脈散主心虛，怔忡恍惚神不依。
左關脈散主溢飲，左尺脈散雷火息。
右寸脈散肺氣少，身體倦怠汗淋漓。
右關脈散水蠱疾，右尺脈散魂應離。

（三）淺釋

散脈主臟氣衰微，氣血大虛的證候，多在久病臨危時，才可見到的一種脈象，當孕婦臨產前亦可見到散脈，是氣血不足之故。

1. 左寸脈散

主心氣不足，心陽虧耗的心悸、怔忡、恍惚等症。

2. 左關可出現散脈

當水飲滯留於四肢，出現身體疼重而浮腫的「溢飲」

病時。

3. 左尺脈散

主腎氣敗絕，下元虛弱的證候。

4. 右寸脈散

主肺氣大虛，衛氣不固的大汗淋漓，體倦懶言，喘促氣短等症。

5. 右關脈散

主脾氣虛弱，脾陽不振的水濕不運，聚水成腫的臌脹，浮腫病。

6. 右尺見散

主腎陽衰弱，元氣衰敗的危重疾患。

（四）脈案

王某，女，50 歲，1964 年 1 月 3 日初診。

【**主症**】1948 年患高血壓和動脈硬化病，經常頭疼頭暈，失眠。1962 年，突然暈倒後出現半身不遂，經治療年餘而恢復。

近一年來又失眠、健忘、頭暈並周身麻木無力，食慾很差，每日只能吃 100～150 克糧。脈象：浮散。

【**憑脈辨證**】浮散主虛損勞極之脈。該患者係久病不復，腎元虧損，心脾氣虛證。

【**治法**】滋補心腎，益氣健脾。

【**方藥**】黃耆 5 克　當歸 9 克　白芍 6 克　龜膠珠 3 克

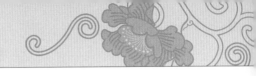

阿膠珠 3 克　鹿膠珠 3 克　石斛 5 克　茯苓 6 克　石菖蒲 6 克　遠志 5 克　製何首烏 6 克　枸杞 5 克　炒杜仲 3 克 甘草 1.5 克。

【二診】1964 年 1 月 10 日。

服上方 3 劑，食慾有所增加，失眠頭暈好轉。脈象左尺緩滑，右脈弦滑，已不見散脈，說明前法藥證相投，故繼服上方。

經以上兩次治療，連續服藥 20 餘劑，臨床症狀基本消失。

【按語】由這一病例，說明散脈不完全見於垂危患者，在一些久病體弱的各種心臟疾患中，亦可出現散脈。如《中醫脈學研究》一文認為，凡動脈硬化型心臟病、風濕性心臟病、二尖瓣狹窄，在心電圖上可見心房纖維性顫動及多源性室性早跳等可見散脈，嚴重肺心病亦可見散脈。

二十六、芤 脈

（一）脈象

芤脈浮大而軟，按之中央空，兩邊實，中空外實，狀如慈蔥。

（二）脈訣

左寸脈芤血妄行，必然咳衄火上沖。

關芤肝經不藏血，婦女血崩無它說。

左尺脈芤必尿血，清熱涼血是定法。

右寸脈芤胸積血，吐紅嘔赤無差別。

右關脈芤胃出血，虛證實證宜鑒別。

右尺脈芤大便血，熱傷陰絡指下決。

（三）淺釋

1. 左寸脈芤

主上焦熱盛，迫血妄行，常見咳血、衄血。

2. 左關常出現芤脈

肝鬱化火，灼傷血絡，出血吐血，衄血及婦火血崩證候時。

3. 左尺脈芤

主熱在膀胱的尿血，治法應該是清熱涼血。

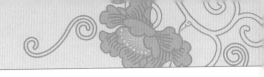

4. 右寸脈芤

主肺經熾熱，常見咳血胸痛、嘔血等症。

5. 右關脈芤

主胃熱吐血，或脾虛統攝無權的便血，崩漏下血亦可見芤脈。

6. 右尺脈芤

主熱傷陰絡的大便出血。

（四）脈案

案❶：賈某，男，26 歲，1962 年 12 月 24 日初診。

【主症】因飲酒過量而引起吐血，色鮮紅，量甚多，伴胸脘刺痛。脈象：右關脈芤，左脈短澀。

【憑脈辨證】右關脈芤主酒傷胃絡，左脈短澀，為氣滯血瘀。

【治法】疏肝理氣，化瘀止痛。

【方藥】生薏仁 12 克　冬瓜仁 6 克　澤蘭葉 5 克　鬱金 1.5 克　降真香 1.5 克　枳殼 5 克　川貝母 6 克　橘皮 6 克　茯苓 6 克　川朴 5 克　元胡 3 克　瓜蔞皮 5 克　甘草 1.5 克。

服上方 3 劑，未再吐血，胸脘疼痛明顯減輕，後又服 3 劑而癒。

案❷：楊某，女，51 歲，1963 年 7 月 15 日初診。

【主症】從 1957 年開始，每次月經來潮血量過多。每遇勞累過度或生氣後則經血暴下，色紫有塊。近幾個月來，月經週期尚屬正常，惟量多色紫，少腹脹痛，心悸乏力，下肢浮腫，腰背勞困。

脈象：右脈芤滑，左脈弦長澀結。

【憑脈辨證】左脈弦長澀結係因鬱怒傷肝，氣旺血衰，肝不藏血的脈形，右脈芤滑為血分伏熱，總觀全脈，證係肝虛鬱熱，衝任不固的月經過多證。

【治法】滋陰養血，涼血固經。

【方藥】便浸當歸 6 克　阿膠珠 3 克　黑豆 30 克　遼沙參 9 克　桑螵蛸 6 克　茅根炭 12 克　側柏炭 9 克　陳皮 6 克　廣木香 1.5 克　遠志 5 克　炙甘草 1.5 克　生地炭 12 克　黑丹皮 9 克。

水煎服。

【二診】同年 7 月 22 日。

服上藥 4 劑，經血已止，腹痛顯減，仍腰困，心悸乏力，脈弦滑，兩尺虛大。

【治法】補腎固衝，養血安神。

【方藥】黑豆 60 克　生地 6 克　當歸 9 克　白芍 6 克　川芎 6 克　阿膠 6 克　鹿膠 5 克　龜膠 9 克　天冬 6 克　杜仲 6 克　川斷 5 克　黑丹皮 9 克　香附 9 克　生牡蠣 6 克　茯神 12 克　炒遠志 6 克　石菖蒲 9 克　海螵蛸 9 克　陳皮

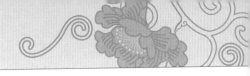

9克 甘草3克。

共研細麵，煉蜜為丸，每丸重9克，早晚各服1丸。

【按語】歷代醫家皆以蔥管的形狀作比喻來說明芤脈的形態，如李中梓說：「假令以指候蔥，浮候之著上面的蔥皮，中候之，正當蔥之空虛處，沉候之又著下面之蔥皮。」實際上芤脈的主要特徵是四周浮大，中間空虛。並非浮沉取之有，惟獨中取不見。

芤脈係一切大出血後不久出現的一種脈象，如果失血已久，脈多見虛細或細澀無力，而不會出現芤脈。在急性大出血的證候中，因病機不同，故虛實有別。

如案❶賈某，因酒傷胃絡的吐血，正氣尚好，為出血實證，所以用理氣降逆，和血化瘀之劑治之，使氣順血歸，瘀行血止。

案❷楊某，因經量過多，出血多年，肝腎兩虛，衝任不固，初診時正值經期，雖然屬虛證，亦可出現芤脈，故用補腎固衝、涼血之劑而收功。

二十七、伏 脈

（一）脈象

伏脈重按著骨，指下裁動，脈行筋下。

（二）脈訣

左寸若把伏脈逢，心神恍惚不安宮。
左關脈伏腰脅痛，寒氣凝滯是病因。
左尺脈伏下焦冷，精虛疝瘕腹痛生。
右寸脈伏痰阻塞，胸悶氣促冷氣積。
右關脈伏胃脘痛，水穀停滯被寒凝。
右尺脈伏臍下冷，下焦寒凝腹必痛。

（三）淺釋

1. 左寸若見伏脈

主心陽不振的心慌氣短，恍惚不安。

2. 左關脈伏

主寒邪鬱閉，肝氣不得疏暢而引起的脅肋或腰間竄痛。

3. 左尺脈伏

主腎精不足，寒氣凝聚的疝瘕腹痛症。

4. 右寸脈伏

為寒痰壅閉，肺氣不宣，症見咳喘胸悶氣急。

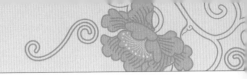

5. 右關脈伏

主胃寒食積，脘腹劇痛，嘔吐頻作，胸悶不舒，霍亂等症。

6. 右尺脈伏

主命門火衰，寒凝濕滯的小腹疼痛，瀉痢清穀。

【按語】伏脈的出現，其因有三：

一是因暴病邪氣閉塞，氣血凝結，陰陽潛伏，不能宣通脈道；

二是久病氣血虛損，脈氣不充，以致脈來沉伏著骨；

三是因一時氣脫，脈氣不相接續而出現伏脈，但此種情況較少見。

因此，伏脈的主病，多為實邪內伏，陰陽鬱結不通的病症，如暴厥、暴痛、寒閉、火閉、氣閉、霍亂吐瀉等急症。但也有久病正虛，心陽不振的危重病症，或脾腎陽虛久瀉不止的虛證。總之，臨床上凡見到伏脈，不是急症，就是危重的虛證，都必須採取積極的措施，進行急救治療，萬萬不可疏忽大意。

二十八、疾 脈

（一）脈象

脈來急速，六至以上，較數脈尤甚者。

（二）脈訣

疾為陽極陰竭象，魂氣脫落難升降。
傷寒見此發熱極，癆瘵逢此生難望。
暴病心悸神不寧，久病見疾多損命。

（三）淺釋

疾脈主真陰衰竭，孤陽亢盛，陰竭陽極的危重證候，傷寒病發熱過高，結核一類久病虛損疾患亦可出現疾脈。凡急性病短暫的出現疾脈時，多有心慌氣短，心神恍惚不安；若久病體虛，持續出現疾脈，往往提示病情危重，須積極進行治療，否則常危及生命。

（四）脈案

牛某，男，32 歲，1963 年 6 月 5 日初診。

【主症】曾於去年患肺結核病，經用抗結核藥治療而癒。今年元月，左頸部又患淋巴結核，手術切除後，刀口已 50 餘天一直未能癒合，常流淡黃水，且口乾舌燥，周

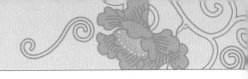

身軟弱無力，消瘦，仍用抗結核藥治療，效果不佳，要求中藥治療。脈象：左脈細，右脈滑疾。

【憑脈辨證】細主陰傷，滑主痰，疾為熱甚，證屬痰火壅結不散，熱及傷陰的瘰癧病。

【治法】滋陰清熱，散痰破結。

【方藥】夏枯草 5 克　女貞子 9 克　麥冬 9 克　花粉 9 克　枳殼 5 克　瓜蔞 9 克　川貝母 9 克　生薏仁 12 克　甘草 3 克

外用藥：天靈蓋一具　冰片 1 克　爐甘石 1.5 克

共研細麵，外敷患處，每日 1 至 2 次。

上方共服十餘劑，外敷藥兩週，刀口癒合。

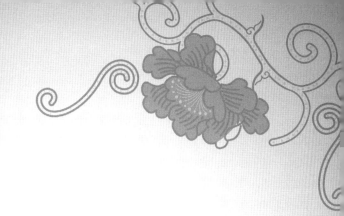

婦人診脈篇

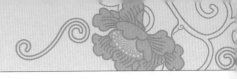

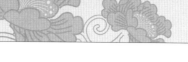

一、月經病之脈象

由於女子在生理和病理上的特點，故在脈診中也有不同男子之處，尤其在妊娠之時更為突出，歷代醫家非常重視。

蕭老在婦人疾病中，特別注重應用脈診，作為診斷的重要依據。他在月經病、帶下病、妊娠病、產後病的診斷中特別強調脈診的應用。

月經病是婦人最多見的疾病，病情複雜，主脈各異。要想診斷月經失常的病脈，必須掌握月經來潮的正常脈象。

蕭老認為經前正值經水將來之際，氣血充盛，欲作經血，其脈多見弦長而滑，或兩關脈滑大之象。如月經已來，氣血和暢，以事經下，其脈必見細滑或緩滑之象。月經過後，氣收血出，其脈空虛，多見虛緩或細緩之象。如果月經期間不符合上述脈象，便為月經不調的脈象。

（一）月經先期的脈象

月經先期以血熱妄行或氣血不固為多見，可見滑數或細數的脈象。如因血熱妄行的月經先期，脈象多見滑數有力，月經色鮮紅量多，質黏稠，伴有心煩口乾，小便黃，為實熱證。

如因氣虛不攝，以致月經先期者，脈多見沉數或虛大無力，月經色淡量多，質稀薄，身倦食少，為氣虛之證。

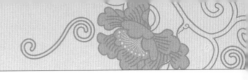

案例：劉某，32 歲，1961 年 1 月 23 日初診。

【主症】患者已月經先期 3 個月，經血淋漓不斷，色淡質稀薄，伴有腰背酸困，手足微熱，下肢浮腫等症狀。診其脈象沉細，尺脈虛細。

【憑脈辨證】脈沉細主陰虛血熱，尺脈虛細為腎虛陰虧。綜觀脈症，辨證為陰虛血熱，衝任不固之月經先期的虛弱證。

【治法】養沖固經。

【方藥】阿膠（烊化）3 克　龜板膠（烊化）3 克鹿角膠（烊化）3 克　當歸身 9 克　黑丹皮 5 克　煅紫石英 5 克　白芍 5 克　芡實 6 克　菟絲子 5 克　菊花炭 5 克白薇 9 克　生牡蠣 6 克　甘草 1.5 克。

每日 1 劑，水煎服。

服上方 6 劑，月經已淨，繼服定坤丹 5 粒，以補氣養血調經。次月經期已準時，月經正常。

（二）月經後期的脈象

月經後期的脈象多見沉細弦，細為血虛，弦脈主寒，虛寒相搏，則月經錯後而來。

若偏於血虛為主者，兼見尺脈沉細而弱；若偏於血中寒鬱者，兼見兩尺脈沉弦而澀。

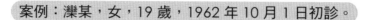

案例：灤某，女，19 歲，1962 年 10 月 1 日初診。

【主症】近 2 個月來，經水不調，後期而至，經來腹痛且脹，納呆，舌苔薄白。診其脈象，左脈弦細，左尺脈沉，左關脈滑。

【憑脈辨證】蕭老認為，左脈弦細主肝氣鬱滯，左尺脈沉為子宮寒鬱，左關脈滑為月經欲來而經行不暢之象。綜合脈症，屬於氣滯寒鬱的月經後期。

【治法】疏肝理氣，溫經和血。

【方藥】當歸 9 克　川芎 5 克　陳皮 6 克　川厚朴 5 克茯苓 9 克　製香附 6 克　焦艾葉 3 克　白芍 6 克　蔓荊子5 克　乾薑 1.5 克　紫石英 5 克　阿膠珠（烊化）5 克炙甘草 1.5 克。

每日 1 劑，水煎服。

服藥 3 劑，腹痛已止，納食增加。隨訪次月經行週期正常，無其他不適的症狀。

（三）月經先後無定期的脈象

月經先後無定期為氣血不調所致，多見弦澀之脈象。若係肝鬱不舒，衝任失和者，多見弦澀之脈的同時，兼見左脈時弦、時結、時短、時浮之脈氣不定之脈象。

若係腎氣虧虛，衝任不足者，多見弦澀之脈，兼見兩手關尺脈弱。

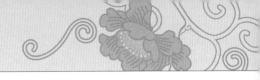

案例：何某，女，31歲，1962年4月25日初診。

【主症】結婚 13 年未孕，月經先後無定期，或 15 ～ 20 日一行，色淡量多，持續 7 ～ 8 天方淨，伴有腰酸、少腹墜痛等症狀。診其脈象，左脈弦細，尺脈沉結，右脈牢澀。

【憑脈辨證】左脈弦細主肝陰不足，尺脈沉結為腎虛寒鬱，右脈牢澀者，牢為寒積，澀主血滯。綜合脈症，此為肝血不足，腎虛寒鬱的月經先後無定期之證。

【治法】調經養血，溫經散寒。

【方藥】生鱉甲 9 克　紫石英 3 克　丹皮 6 克　雲苓 6 克　半夏 5 克　製香附 5 克　白芍 6 克　阿膠（烊化）5 克　蘄艾葉 1.5 克　吳茱萸 1.5 克　炙甘草 1.5 克。

每日 1 劑，水煎服。

上方連服 6 劑，月經按時來潮，後服艾附暖宮丸以善其後。

（四）月經不斷的脈象

月經不斷者，有氣陰兩虛、血熱妄行、氣虛不攝和衝任不固四證。氣陰兩虛證，多見浮弦細短澀之脈，尤以尺脈多見浮象。浮本氣虛外越之形，弦細主陰血不足，短澀為陰液虧損，今見尺脈浮為真陰不足，陰不斂陽，陽擾經室，以致月經不斷。

如係血熱妄行者，多見弦滑長實之象，弦為肝氣火

旺，滑主血熱，故屬實熱證。

如因氣虛不攝者，脈多見細弱，尺脈更為細小，細主陰血不足，弱主陽氣衰，細弱為陰不斂陽，氣不攝血，以致月經不斷。

如因勞傷過度而致衝任不固者，其脈多見浮細小，尺脈虛大，尺脈虛大為衝任脈虛，以致經血不固而月經不斷。

案例：楊某，女，51 歲，1963 年 7 月 15 日初診。

【**主症**】自述從 1957 年開始，每次月經來潮血量過多，每遇勞累過度或生氣後經血暴下，色紫有塊。近幾個月來，月經量多，淋漓不斷，心悸乏力，腰背勞困。脈象右脈芤滑，左脈弦長澀結。

【**憑脈辨證**】左脈弦長澀結，係鬱怒傷肝，氣旺血衰，肝不藏血；右脈芤滑，為血分伏熱。綜合脈症，此為肝虛鬱熱，衝任不固的月經不斷證。

【**治法**】滋陰養血，涼血固經。

【**方藥**】便當歸 6 克　阿膠珠（烊化）5 克　黑豆 30 克　遼沙參 9 克　桑螵蛸 6 克　白茅根炭 12 克　側柏葉炭 9 克　陳皮 6 克　廣木香 1.5 克　炒遠志 5 克　炙甘草 1.5 克　生地炭 12 克　黑丹皮 9 克。

每日 1 劑，水煎服。

上方連服 4 劑，經血已止，腹痛減輕，仍覺腰困乏力，診其脈弦滑，兩尺脈虛大，繼以補腎固衝、養血安神

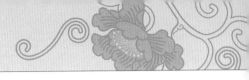

之丸劑治療。

【方藥】黑豆 60 克　生地 6 克　當歸 9 克　白芍 6 克　川芎 6 克　阿膠（烊化）6 克　龜板膠（烊化）9 克　鹿角膠（烊化）5 克　天冬 8 克　杜仲 6 克　川斷 5 克　黑丹皮 9 克　香附 9 克　生牡蠣 6 克　茯神 12 克　炒遠志 6 克　石菖蒲 9 克　海螵蛸 9 克　陳皮 9 克　甘草 6 克。

以上共研細麵，煉蜜為丸，每丸重 9 克，早晚各服 1 丸。

服丸藥一療程，月經正常，諸症痊癒。

（五）閉經的脈象

婦女經來中斷，數月不行的病症謂之閉經。蕭老指出，閉經往往與早妊的脈象難以鑒別。一般說來，妊娠脈寸關滑數，兩尺滑利，或兩尺細長按之不絕。而閉經病的脈象多為兩尺細小，或沉結。

臨床上如見閉經而脈虛細澀者，因虛細脈主陰血虧損，澀脈主經血不行，故為陰血虧虛之閉經。如果閉經而脈見沉弦或弦結者，弦脈主肝鬱氣滯，澀脈主經血凝結，結脈為氣滯血結，故為情志不暢，氣凝血結之經閉。

案例：張某，女，28 歲，1963 年 6 月 3 日初診。

【主症】月經 3 個月未來，少腹隱痛，納呆，白帶頻下，舌淡。診其脈見右尺緩結。

【憑脈辨證】緩脈主寒濕偏盛，結脈主經血瘀結不

行，故此屬寒濕鬱滯，氣滯血結之經閉。

【治法】調氣和血，溫經利濕。

【方藥】當歸 9 克　白芍 6 克　柴胡 1.5 克　茯苓 6 克
白朮 9 克　陳皮 6 克　製香附 5 克　製元胡 5 克　川厚朴
5 克　清半夏 5 克　紫蘇 3 克　炒小茴香 3 克　甘草 1.5 克。

每日 1 劑，水煎服。

服上方 5 劑，月經已來，腹已不痛，以後月經按時
來潮。

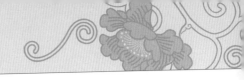

二、治療崩漏，四證三要

　　婦女不在行經期間的陰道大量出血，或持續下血，淋漓不斷者，稱為「崩漏」。一般以來勢急、出血量多者稱為「崩」；出血量少或淋漓不淨者為「漏」。

　　蕭老認為，本病的主要病機是由於衝任損傷，不能制約經血所致。因為衝任之脈，皆起於胞內，為經絡之海，各種原因損傷衝任，使衝任氣虛，不能約制經血，均可導致崩漏的發生。

　　在臨床實踐中，對於崩漏的辨證論治，蕭老主張分辨四證，掌握三個要點。

（一）分辨四證

　　蕭老所謂的四證，是指崩漏在臨床上常見的四種證候，即陰虛絡熱證、氣虛不攝證、陽不束陰證和氣滯血瘀證，是辨證的要點。

1. 陰虛絡熱證

　　多見陰道突然下血量多，或淋漓日久，血色深紅質稠，頭暈目赤，煩躁易怒，胸脅苦滿，尿黃便秘，舌質紅，舌苔薄黃，脈象多見人迎脈滑大，右脈細滑數，尺脈虛大。治宜舒肝解鬱，清熱固經，選用丹梔逍遙散、涼血四物湯加減。

　　【方藥】生地 10 克　當歸 9 克　白芍 15 克　柴胡 6 克

炒梔子 6 克　丹皮 9 克　旱蓮草 15 克　黃芩炭 9 克　白朮 6 克　甘草 6 克　生薑 3 片　薄荷 3 克。

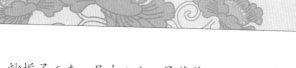

案例：賈某，女，30 歲，1964 年 6 月 8 日初診。

【主症】昨日非月經來潮之時而突然陰道出血，量多血紫，伴有腰困，心煩，小便黃短，舌質中間微赤，舌苔薄黃，脈象虛細，人迎脈大。

【憑脈辨證】脈虛細主陰虛火旺，人迎脈大主血熱妄行，故此為陰虛火旺，血熱妄行之崩漏證。

【治法】育陰涼血，平肝調經，方用涼血四物湯加減。

【方藥】生地 9 克　當歸 9 克　白芍 9 克　川芎 5 克丹皮 6 克　焦梔子 1.5 克。

每日 1 劑，水煎服。

服藥 4 劑，經血已淨，繼將上方製成丸藥而服，以善其後。

2. 氣虛不攝證

多見暴崩下血，或淋漓不斷，色淡質稀，面色萎黃，神疲乏力，氣短懶言，身倦嗜臥，食少便溏，小腹墜脹，舌質淡胖有齒痕，脈象多見右寸關脈，尺脈虛大。

治宜益氣養血，健脾止血，選用養血歸脾湯合補中益氣湯加減。

【方藥】黃耆 18 克　黨參 9 克　白朮 9 克　升麻 3 克當歸 9 克　柴胡 6 克　阿膠珠 9 克　陳皮 9 克　炒芥穗 9 克

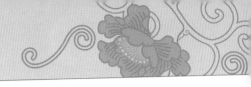

炙甘草6克。

案例：蘇某，女，35歲，1961年5月8日初診。

【主症】一年來每次月經來潮，量多色淡，淋漓不斷，伴身倦乏力，腰背勞困，頭暈耳鳴，面色萎黃，舌淡苔白，脈象左脈虛細而數，兩尺脈虛大。

【憑脈辨證】左脈虛細而數，為氣血不足，氣不攝血；兩尺脈虛大，為久病腎虛，衝任不固。綜合脈症，此為氣虛不攝，衝任不固之崩漏證。

【治法】補氣養血，攝血固經。

【方藥】養血歸脾湯合膠艾四物湯加減。

黃耆10克　黨參10克　白朮9克　當歸9克　白芍6克　川芎5克　阿膠珠9克　熟地9克　艾葉炭6克　茯苓6克　陳皮6克　炙甘草3克。

每日1劑，水煎服。

服上方6劑，月經已淨，腰背酸困亦輕，繼服八珍丸，以善其後。

3. 陽虛不束證

多在勞累後陰道突然大出血，量較多或較少，淋漓不斷，血色紅或淡紅質稀，腰酸腿困，頭暈耳鳴，五心煩熱，舌質紅，脈象虛細數而尺脈沉細弱。

如係陰陽俱虛者，兼見畏寒肢冷，少腹不溫，身倦神疲，脈象沉細無力，尺脈虛大，舌質淡，苔白。治宜滋

陰養血，補腎固衝，方用補腎固衝湯（自擬方）加減。

【方藥】鹿角膠（烊化）5 克　阿膠（烊化）9 克　龜板膠（烊化）9 克　烏賊骨 12 克　川斷 18 克　當歸 9 克　生熟地各 12 克　沙參 9 克　沙苑子 9 克　丹皮 9 克　側柏葉炭 9 克　炒芥穗 9 克。

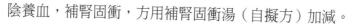

案例：馬某，女，36 歲，1962 年 2 月 11 日初診。

【主症】婚後 10 年未育，近 1 年來月經淋漓不斷，或多或少，色淡，腰酸腿困，納穀不香，白帶頻下，舌質淡白紅，舌苔薄白。

診其脈細澀無力，兩尺虛大。

【憑脈辨證】細主陰虛，澀主血傷，兩尺虛大為腎氣虛衰，衝任不固。綜合脈症，此為腎陰陽兩虛，衝任不固之崩漏證。

【治法】補腎固衝，滋陰養血。

【方藥】熟地 15 克　山萸肉 9 克　山藥 9 克　丹皮 9 克　澤瀉 9 克　茯苓 9 克　芡實 9 克　川續斷 5 克　菟絲子 5 克　沙苑子 5 克　當歸 12 克　白芍 9 克　黑川芎 9 克　鹿角膠（烊化）5 克　阿膠（烊化）9 克　龜板膠（烊化）9 克　煆龍骨 6 克　煆牡蠣 6 克　黑艾葉 6 克　白果 9 克　炙甘草 3 克。

上藥共研細麵，煉蜜為丸，每丸重 6 克，早晚空腹服 1 丸。

服上丸藥一療程，已不出血，月經按期來潮，持續

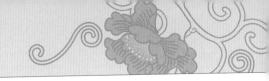

三四日而淨，餘症皆痊癒。

4. 氣滯血瘀證

多見月經量多或量少，淋漓不斷，色紫紅有塊，小腹脹痛拒按，痛則出血，面色暗青，舌質暗或有瘀斑，脈象沉細澀。治宜活血化瘀，引血歸經，方用桃紅四物湯合失笑散加減。

【方藥】當歸 10 克　赤芍 9 克　川芎 6 克　桃仁 6 克　紅花 6 克　生熟蒲黃各 6 克　炒五靈脂 9 克　製香附 9 克　製元胡 9 克　炙甘草 6 克。

若偏熱者，加黑丹皮 9 克、丹參 12 克；若偏寒者，加艾葉炭 9 克、炮薑炭 3 克。

> 案例：扎西某某，女，24 歲，1964 年 7 月 5 日初診。

【主症】兩年前正值懷孕期間，因騎馬而致流產。此後月經一直二十來天來一次，量多而淋漓不斷。近日月經已來，色紫黑有血塊，淋漓不斷，伴有少腹疼痛，按之有塊，腰酸腿困，舌質兩邊紫暗，舌苔薄白，脈象為六脈弦有力。

【憑脈辨證】弦主寒、主痛，澀為血瘀，弦澀兼見，為血瘀之象。

綜合脈症，此為血瘀而致之崩漏證。

【治法】活血祛瘀，引血歸經。

【方藥】桃紅四物湯合失笑散加減。

當歸9克　川芎5克　赤芍5克　益母草9克　製元胡5克　製沒藥3克　炒五靈脂5克　製香附5克　黑丹皮6克　阿膠（烊化）5克　炙甘草3克　生熟蒲黃各5克。

每日1劑，水煎服。

8月3日復診，服上方後，腹痛減輕。昨天月經已來，色紅無塊，少腹不痛，月經量少，脈見虛細無力，說明患者血瘀已除，血虛未復，繼用調經養血之劑治療，上方去元胡、炒五靈脂，加蘄艾葉3克、茯苓6克、陳皮6克、熟地9克、黨參9克、白朮6克，煉蜜為丸，每丸重6克，早晚空腹各服1丸，以善其後。

（二）掌握三要

蕭老十分強調在崩漏的辨證論治中，應當注意三個要點：

1. 掌握好補腎固衝的治療方法

他認為崩漏以補腎固衝為主要治法，在應用時必須宗張景岳「善補陽者，必于陰中求陽，則陽得陰助生化無窮；善補陰者，必于陽中求陰，則陰得陽升而泉源不竭」之大法。

即在治療腎虛病證時，對於偏重陰虛的患者，在滋陰的基礎上，應當加用清熱涼血之品；對於偏重陽虛的患者，治療時在溫陽的基礎上，應當加用滋陰固澀之品，切不可過用苦寒之品。

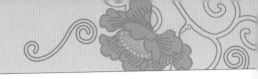

因為崩漏之證，多損傷正氣，尤其以精血不足，內有虛熱為主，故宜多用地骨皮、丹皮、旱蓮草等滋陰清熱之藥。否則，過用苦寒之藥，不僅可導致傷陽寒凝留瘀，而且可使苦寒化燥，更傷陰血，崩漏難以痊癒。

2. 掌握好塞流、澄源、復舊三法

（1）塞流：

即是止血。用於崩症大出血，屆時如不迅速止血，便會造成脫症。如治脾氣虛弱，衝脈不固而致血崩的固衝湯，方中用了煆龍骨、煆牡蠣、海螵蛸、棕櫚炭、五倍子等大隊固澀止血藥，正是「塞流」一法的具體表現。當然，出血一症，有虛、實、寒熱之不同，所以運用止血方法時，有須視其性質而施治，不可專事止澀。

（2）澄源：

即是求因，也就是澄清本源的意思。這是治療崩漏的最重要一環。如屬血熱者，宜清熱涼血止血，方用清熱固經湯；如屬血瘀，宜用活血化瘀法，方用逐瘀止崩湯；如屬脾虛，宜健脾益氣攝血，方用固本止崩湯；如屬腎陰虛者，宜滋腎固陰，多用左歸丸加減；如屬腎陽虛者，宜溫腎止血，多用右歸丸加減。

（3）復舊：

即是固本，為調理善後之法。固本的含義有兩方面：一為先天，一為後天。若出血既久，氣血兩虛，此時重在調理脾胃以固後天之本，取其後天以養先天之意。若失血

後，腎元大虧，此時則重在培補先天以助後天，使本固血充，經水自調。

蕭老認為，在治療崩漏時，既可塞流與澄源同用，又可澄源與復舊並舉。如崩漏出血不止，頭暈心悸，汗出如豆，四肢厥冷，呼吸微弱，神志不清，脈微欲絕或浮大無根之氣血虛脫證，急用獨參湯、參附桂枝湯急煎頓服，或用定坤丹一粒頓服。待出血緩解後，再進行辨證論治。

3. 掌握好炭劑藥物的應用

在治療崩漏時，每選用一些炭類藥物，以加強固經止血之效。

蕭老認為，不能濫用炭類藥，應當按照藥物屬性的寒熱選用。凡係血熱而致出血者，宜選用側柏葉炭、白茅根炭、黃芩炭等涼血止血藥；若因血寒而致出血者，當用炮薑炭、艾葉炭、紫石英等溫性止血藥；若寒熱不明顯者，選用棕皮炭、血餘炭等止血藥。

同時，不要過多使用炭類藥物，重點應以治本為主，因為這類藥畢竟是治標之品。

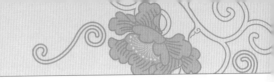

三、帶下病的脈象

婦女帶下增多，且有臭味，謂之帶下病。在脈診上，蕭老認為以兩寸脈滑大，兩關脈弦滑，兩尺脈沉細為多見。因為帶下病多由濕熱下注所致，弦本肝脈，肝熱邪盛，脈必弦；滑主濕熱壅盛，脾經濕熱下注則有此脈；沉細脈係帶下日久，帶脈不固之象，所以帶下病多見上述脈象。然而，臨床上因帶下之氣色不同，其主脈也有區別。

（一）白帶病之脈象

白帶多因脾肺氣虛，濕熱下注所致，故脈多見右寸弦滑或虛大。因為右寸主肺，虛大之脈為肺脾兩虛，濕熱下注，故多見此脈。

如果白帶已久，帶脈虛損，脈多見細小澀數之陰虛正虛之脈象。如果奇經八脈失養，帶脈虛寒不固，多帶下色白清稀者，脈多見細小遲象。如係脾虛濕盛，腎氣不固之白帶病症者，多見沉緩結脈。

案例：白某，女，34 歲，1963 年 10 月 13 日初診。

【主症】自訴白帶綿綿不斷已有 7 年之久，現今帶下增多，色白清稀，形體消瘦，面黃納呆，腰背酸困。診其脈象，右脈沉緩結，左脈滑結。

【憑脈辨證】右脈沉緩主肺脾氣虛，左脈滑主濕鬱腎經，結主濕鬱日久，氣機鬱遏之象。綜觀脈症，該為脾腎

兩虛，帶脈不固之白帶病。

【治法】健脾補肺，固腎收澀。

【方藥】黨參6克　白朮5克　生牡蠣6克　白薇6克
赤石脂3克　白石脂3克　芡實9克　桑螵蛸5克　生牡
蠣5克　生龍骨6克　蔓荊子5克　炙甘草1.5克。

每日1劑，水煎服。

上方共服20餘劑，白帶已淨，月經正常，身體康復。

（二）黃帶病之脈象

黃帶多因脾經濕熱下注所致，故脈象以右關緩滑大
為多見。右關為脾之脈位，緩脈主濕，滑脈主熱，故緩滑
之脈是黃帶病的主脈。如果濕熱亢盛，帶下色黃，外陰瘙
癢者，右尺脈多見滑大有力之象。

案例：李某，女，52歲，1962年4月1日初診。

【主症】自訴近幾個月來黃白帶下不斷，口乾舌燥，
腰背勞困。診其脈見弦洪滑，兩尺虛大。

【憑脈辨證】弦為肝脈，洪主熱盛，滑主濕盛，弦滑
脈主肝經濕熱壅盛；尺為腎之脈位，兩尺虛大為腎陰虧
損。綜觀脈症，此為腎虛帶脈不固，濕熱下注之黃帶證。

【治法】補腎清熱，利濕止帶。

【方藥】龜板9克　生龍骨9克　芡實9克　石斛6克
黃柏3克　石蓮肉3克　生牡蠣3克　石菖蒲6克　遠志
5克　甘草1.5克。

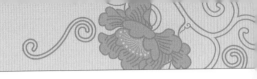

每日1劑，水煎服。

服上方4劑，黃白帶止，諸症減輕。繼服上方6劑，身體康復。

（三）赤帶脈的脈象

婦女陰中流出一種赤色的黏液，謂之赤帶。《傅青主女科》說：「有帶下而色紅者，似血非血，淋漓不斷，所謂赤帶也。」其實帶下純赤的即屬於經漏，間夾白色的也就是赤白帶下，所以很難把它劃分清楚。

赤帶的病因，有因濕熱為患的，有因心肝火旺以致陰血虧損的，也有因氣虛不能攝血的。驗之臨床以濕熱下注和心肝火旺者居多。

如《傅青主女科》說：「赤帶亦屬濕病，濕盛則生火，故帶下赤色也。」繆仲淳說：「赤帶多因心肝火熾，久而陰血漸虛，中氣漸損，遂成赤帶。」

脈多見左寸弦長或滑大。左寸為心位，弦長者為心肝經火盛，滑大之脈主濕熱下注。

　案例：劉某某，女，35歲，1962年5月3日初診。

【主症】三個月來帶下赤白，紅多白少，量很多，黏膩臭穢，伴陰癢，口乾苦，心煩不寐，食慾不振，舌質紅，苔黃膩，脈象滑數。

【憑脈辨證】滑脈主濕、主熱，數為熱象，滑數並見，知為心肝火旺，剋伐脾土，濕熱下注之證。

【治法】清熱利濕。

【方藥】蒼白朮各6克　山藥10克　車前子10克（包）茯苓10克　梔子5克　苦參6克　黃柏5克　白鮮皮10克　炒棗仁10克　龍膽草5克　甘草6克　丹皮6克。

7劑，水煎服。

【二診】1962年5月12日。

服上方後赤白帶下明顯減少，口苦心煩亦輕，舌脈同前，照上方加焦三仙各10克、白果6克繼服。服上方15劑後隨訪，諸症痊癒。

（四）青帶病的脈象

帶下色如綠豆汁，黏膩而下，稱為青帶。《傅青主女科》說：「有帶下色綠，甚則如綠豆汁，黏稠不斷，其氣臭穢者，所謂青帶也。」

青帶病因，多因肝經濕熱下注所致。《婦科易知錄》說：「肝經濕熱，停住中焦，走於胞宮，積久腐化醞釀而成。」脈多見左關弦滑大。左關為肝位，弦滑為肝經濕熱下注之象。

案例：李某某，女，40歲，1964年7月2日初診。

【主症】自述數月來帶下黃白帶青，且有臭味，面色蒼黃，伴頭脹身困乏力，胸悶脅痛，不思飲食，舌苔黃膩，脈象左關弦滑數。

【憑脈辨證】左關為肝位，脈象滑數，舌苔黃膩，知

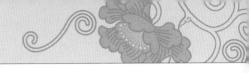

為肝經濕熱證。

【治法】疏肝健脾，利濕清熱。

【方藥】柴胡 6 克　白芍 6 克　茵陳 12 克　茯苓 10 克 白朮 6 克　龍膽草 5 克　澤瀉 10 克　黃芩 6 克　炒穀麥芽 各 10 克　晚蠶砂 5 克　甘草 3 克。

10 劑，水煎服。

【二診】1964 年 7 月 15 日。

服上方後帶下減少，仍乏力身困，納欠，黃膩苔變 薄，脈已不數，呈弦滑象，此乃濕熱有減，濕邪困脾之象 未復。照上方加生薏仁 10 克、白蔻仁 6 克、藿香 6 克、 菖蒲 5 克，以善其後。

（五）黑帶病的脈象

黑帶是帶下黑色如豆汁，或黏或稀。《傅青主女科》 說：「帶下色黑，甚則黑如豆汁，其氣亦腥，即所謂黑帶 也。」驗之臨床，其實黑帶，僅是赤白帶中夾有黑色。假 如帶下純為黑色的屬於經漏。黑帶的病因主要是因熱盛蒸 涸，以致腎臟虛損所致。黑色屬腎，腎臟虛損，故帶下色 黑。脈多見兩尺細滑之象。

案例：張某某，女，48 歲，1963 年 3 月 6 日初診。

【主症】半年來帶下赤白之中兼有黑色，且有臭味， 伴皮膚乾燥，頭暈目眩心悸，夜寐不安，午後潮熱，咽乾 口渴，腰困腿酸，舌質紅，苔花剝，脈虛細而數，尺尤

甚。

【憑脈辨證】細為陰傷，虛主不足，數脈主熱，今見虛細數脈，兩尺尤甚，尺為腎位，故此證為腎陰不足，虛火內燔。

【治法】補腎滋陰清熱。

【方藥】二地黃各 10 克　山萸肉 6 克　山藥 6 克　丹皮 5 克　知母 10 克　黃柏 6 克　生白芍 6 克　煆龍牡各 10 克　阿膠 6 克（烊化）　甘草 6 克　茯苓 6 克　二冬各 10 克　夜交藤 10 克。

15 劑，水煎服。

加服知柏地黃丸 5 盒，早晚各 1 丸，連服 1 月。後經隨訪，上方連服月餘，諸症顯減。

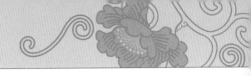

四、不孕症的脈象

女子結婚 2 年以上，配偶健康，或正產、流產後又有 2 年不孕者，成為不孕症。前者為原發不孕，後者為繼發性不孕。

中醫學對不孕症的認識，在《濟陰綱目‧求子篇》中說：「婦人不孕……當求源而治之，至於大要則當審男女之尺脈。」這是因為尺脈屬腎，腎藏精氣，主生長發育和生殖。臟腑功能正常，氣血旺盛，陰陽平衡，為受孕的基本條件。如稟賦不足或婚後縱慾則氣血虧欠，衝任虛損而致不孕。其次，當審女方有無邪傷衝任，而致經帶為病，絡道受阻，胞寒胞熱，體盛痰多，脂膜壅塞胞中，均能導致不孕。

不孕症在臨床分為虛實兩大類。虛證分脾腎陽虛和肝腎陰虛；實證主要是衝任受損，絡道受阻，也有虛實並見者。治療應按審因論治，治病求本原則，實則瀉之，虛則補之。如有經帶症瘕等證，當先治病調經，再論種子。

案❶：趙某某，女，30 歲，1964 年 8 月 2 日初診。

【主症】結婚 6 年同居未孕，丈夫體健，精液正常，月經後期十餘天，色淡量中，常感頭暈疲倦，納差，腰酸怕冷，舌淡胖苔白，脈沉細無力。

【憑脈辨證】沉脈主裏病，亦主虛、主寒，細為不足，沉細脈並見，病主陽虛內寒，綜合分析為脾腎陽虛不

孕證。

【治法】溫腎健脾補血。

【方藥】菟絲子 15 克　仙靈脾 6 克　補骨脂 6 克
黨參 5 克　白朮 10 克　當歸 10 克　何首烏 10 克　川斷
6 克。

後加仙茅、川芎、艾葉、懷牛膝、熟地，服藥 3 個
月，足月順產一男嬰。

案❷：錢某某，女，28 歲，1964 年 1 月 5 日初診。

【主症】結婚 3 年未孕，情志抑鬱，胸悶噯氣，月經
愆期，量少色暗紅，經前或經行乳房少腹脹痛，苔薄白，
脈沉弦。

【憑脈辨證】沉脈主裏證，弦為肝脈，主氣滯、主
痛，今脈見沉弦，知為肝鬱氣滯不孕。

【治法】舒肝理氣，養血調經。

【方藥】當歸 10 克　白芍 10 克　柴胡 6 克　香附
10 克　烏藥 5 克　鬱金 10 克　川芎 7 克　青陳皮各 6 克
甘草 6 克　蘇梗 5 克　炒二芽各 10 克。

10 劑，水煎服。

【二診】1964 年 1 月 20 日。

服上方後諸症顯減，上方加益母草、熟地、丹參等
服藥 10 劑，隨即停經，診為早孕。此後胎孕正常，足月
順產一女嬰。

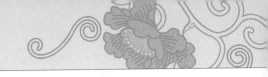

五、妊娠的脈象

妊娠早期以脈診斷，這是中醫在脈診上使用較多的方法。

蕭老認為，育齡婦女月經一向來潮規律，突然出現過時不來，脈見緩滑流利，兩尺脈滑甚，為陰血沖盛，是妊娠正常之脈象。

如果月經不行，脈見兩寸關滑象，尺脈浮而細小，亦為妊娠之象。此為素體陰血不足之人，故其尺脈細小，但此細小之脈按之不絕，故需補益陰血，以保胎元。

如見月經不行，寸關脈滑，尺脈細長者，亦為妊娠之象，此屬平素肝氣偏旺之人，需要注意調節精神情志，以固胎氣。然而，由於妊娠後生理上的改變，最易發生一些疾病。

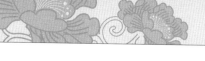

六、妊娠惡阻的脈象

妊娠惡阻多因肝陰不足和胃氣虛逆所致。

如果脈見虛滑數者，多為肝陰不足，肝氣火旺的惡阻病。如果脈見右關虛滑者，必是胃氣虛逆的惡阻症。其治法各有不同。

案例：王某，女，成人，1964 年 3 月 22 日初診。

【主症】妊娠 2 個月，嘔吐酸物，心煩納呆，大便乾燥，身倦無力。

脈象：脈見弦滑，左關尤甚。

【憑脈辨證】弦主肝脈，滑主熱盛，故證係肝陰不足，胞火上沖，胃氣不降之惡阻證。

【治法】養陰平肝，降逆止嘔，用六味湯加橘皮竹茹湯。

【方藥】阿膠 5 克　沙參 5 克　麥冬 6 克　白芍 5 克　川貝母 6 克　半夏 3 克　白蔻仁 1 克　川厚朴 5 克　茯苓 6 克　橘皮 5 克　白扁豆 6 克　炙甘草 1.5 克　生薑汁 3 滴 竹茹 1 束為引

水煎服。

共服藥 6 劑，嘔止食佳，胎元健壯。

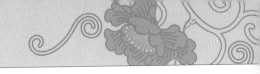

七、妊娠水腫

在妊娠後期，孕婦常有足脛部輕度浮腫，經臥床休息後水腫即可消退，此為正常現象。如臥床休息後水腫不減，甚至全身水腫，但無血壓升高及尿蛋白出現，屬於妊娠水腫。究其病因主要是脾腎兩虛所致。

患者妊娠前，即有脾陽不足，妊娠後脾陽更虛，不能運化水濕，水濕停聚引起水腫。腎陽不足不能化氣行水，水濕瀦留產生水腫。治宜健脾溫陽利濕。

案例：孫某某，女，30 歲，1961 年 8 月 15 日初診。

【主症】素體脾胃虛弱，消化不良，妊娠七月有餘，面目肢體浮腫，神疲乏力，四肢清冷，口中淡膩，胸悶腹脹，食量減少，大便溏薄，小便黃少，常有白帶，舌苔白潤，脈象虛緩。

【憑脈辨證】虛為諸不足症候之脈，緩為脾脈主濕亦主虛，今虛緩並見，為脾虛濕困，運化無力，水濕停聚之證。

【治法】健脾溫陽，利濕安胎。

【方藥】蒼白朮各 10 克　茯苓皮塊各 12 克　澤瀉 6 克　陳皮 5 克　大腹皮 10 克　桑白皮 5 克　當歸 6 克　蘇葉 5 克　生薑皮 5 克

服上方 6 劑後水腫顯減，效不更方，繼服 10 劑。後用香砂六君子丸，健脾和胃以善其後。

八、產後病的脈象

　　產後病係指新產後至產褥期與分娩或產褥有關的疾病，其病症多端。

（一）產後腹痛的脈象

　　產後腹痛，多見弦細沉緊之寒濕脈象。這是因為產後氣血兩虛，寒濕之邪侵襲，使子宮寒凝氣滯，故出現少腹冷痛，應以養血、和血祛寒之劑治之。可用當歸建中湯加減。

（二）產後乳汁不足的脈象

　　產後乳汁不足，是由於肝鬱氣滯，乳絡不通，或者因氣血虛弱，不能生化乳汁所致。臨床上凡因肝鬱氣滯，乳汁不行，以致乳汁減少者，脈多見弦澀之象，治宜理氣解鬱，通絡和血，選用通乳湯加減。若因氣血虛弱，乳汁缺少者，脈多見微細或細弱，治宜養血健脾，和胃通乳，選用生乳湯加減。

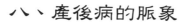

案❶：白某，女，成人，1962 年 11 月 23 日初診。

　　【主症】自訴產後兩個月乳汁減少，納呆，動則汗出。診其脈見浮微細滑之象。

　　【憑脈辨證】浮主氣虛，微主不足，細主陰弱，故此為陽明胃虛，氣血不足，不能生化乳汁之乳汁不足證。

　　【治法】養血健胃，和絡通乳。

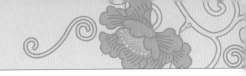

【方藥】生乳湯加減。

　　當歸 6 克　川芎 6 克　陳皮 6 克　茯苓 6 克　白芷 6 克　通草 1.5 克　炮甲珠 1 克　白朮 6 克　炮王不留行 9 克　漏蘆 6 克　黑芝麻 6 克　黃耆 12 克　炙甘草 3 克 七孔豬蹄 2 個。

　　先用水煎七孔豬蹄，然後再放入諸藥煎服，每日 1 劑。服上方 2 劑，乳汁充足，納增汗止。

案❷：丁某，女，24 歲，1963 年 6 月 4 日就診。

　　【主症】自述產後 8 天，乳房脹大，按之有小硬塊，但乳汁很少。診其脈見弦澀之象。

　　【憑脈辨證】弦主肝鬱，澀主血滯，故診斷為肝鬱氣滯，以致乳汁不行之乳汁不足證。

　　【治法】理氣解鬱，和血通絡。

　　【方藥】通乳湯加減。

　　當歸 9 克　川芎 6 克　絲瓜絡 9 克　香附 6 克　柴胡 5 克　炮王不留行 9 克　炮甲珠 3 克　漏蘆 5 克　通草 3 克。

　　每日 1 劑，水煎服。

　　服上方 2 劑，乳房不脹，乳汁已行，已夠嬰兒食用。

　　【按】以上兩例都是乳汁不足證，白某為產後氣血不足，陽明胃虛，不能生化乳汁，所致的乳汁不足之虛證，治療以補養氣血為主；丁某係肝鬱氣滯，乳絡不通，以致乳汁不行之乳汁不足證，治療以理氣通絡為主。因此，治療乳汁不足證，必須分辨虛實，才能取得良好的療效。

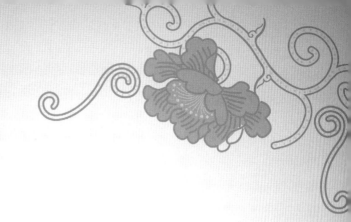

內科驗案篇

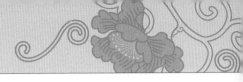

一、胃脘痛

胃居中焦，為人體氣機升降之樞，以通為用，以降為順，以滯為逆，通降則生化有源，出入有序，停滯則傳導失職。所以無論虛實寒熱，氣滯血瘀，皆可導致胃失和降，當升不升，當降不降。

治療時應根據胃主通降的生理特性，遵循「治中焦如衡，非平不安」原則，以通降為大法，著重恢復胃的通降功能。蕭老認為，胃脘痛的主要病因病機有兩個方面：

一因飲食不節所致。經常暴飲暴食，恣食生冷，或過食肥甘，均能損傷脾胃，使胃氣失於和降，氣血瘀滯，則引發胃脘疼痛。

二因情志所傷導致。多由憂思鬱怒過度，肝鬱氣滯，橫克胃氣，胃氣不利，氣滯作痛，此即《素問·至真要大論》所說「木鬱之發，民病胃脘當心而痛」之意。

如果，胃脘痛病久不癒，每致病情變化，病機轉化。如肝鬱氣滯，鬱久化熱，灼傷胃陰，出現胃陰不足證；或者肝鬱氣滯，胃絡瘀阻，導致血瘀氣滯證；亦有因胃及脾，脾失運化，濕滯久則化熱，出現濕熱不化證；更有病久寒化，脾胃陽虛，導致脾胃虛寒證。因而胃脘痛雖然表現病位在胃，實質上與肝脾二臟的關係至為密切。在臨床辨證時，注意區別病性之寒熱虛實，病位之在肝、在脾、在胃的不同，方能辨證論治正確，治療效果良好。

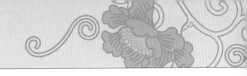

（一）溫胃散寒法

適應於感受寒邪，或過食生冷，胃陽被遏，胃痛暴發。因寒性凝滯，其主收引，胃陽被寒邪所遏而不得舒展，致氣機阻滯，故胃痛發作，痛無休止。

寒邪得陽則散，遇陰則凝，所以遇寒則痛增，得熱則痛減，飲食喜熱，口淡不渴。陽被寒鬱，不能溫達四末，故畏寒怕冷，手足不溫。寒滯中焦，升降失調，胃氣上逆，故嘔吐清水。

舌苔薄白或白膩，脈來沉遲，為寒邪傷胃之象。如寒邪不去，久停中焦，可損傷脾胃陽氣，轉為虛寒之證，而脾胃虛寒又易被寒邪所侵，以致纏綿反覆漸趨加重。

【治法】如因感寒致痛者，選用紫蘇飲、大建中湯，如因冷食致痛者，選用良附丸。

【方藥】紫蘇6克　桂枝9克　乾薑6克　高良薑6克　廣木香3克　吳茱萸6克　蓽撥6克　陳皮6克　川厚朴10克　藿香9克　炙甘草3克。

案例：郭某，男，24歲，1961年7月24日初診。

【主症】素無胃病史，近因天氣炎熱，昨晚貪食冷飲並加冷菜，今晨起床後感到心窩部疼痛，並逐漸加劇伴噁心嘔吐，食慾不振，口淡不渴，二便調，苔白，脈象右沉弦滑。

【憑脈辨證】沉脈主裏證，弦脈主寒、主痛，諸脈多

見於痰飲食積。右手為脾胃脈位，今沉弦滑脈並見於右手，當屬寒邪傷胃證。

【治法】溫胃散寒，行氣止痛。

【方藥】紫蘇 6 克　高良薑 10 克　蓽撥 10 克　桂枝 10 克　白芍 12 克　陳皮 6 克　半夏 6 克　甘草 6 克　木香 5 克　砂仁 6 克　雞內金 10 克　生薑 3 片。

3 劑，水煎服。

【二診】同年 7 月 28 日。

服上方 3 劑，胃痛已止，惟食慾仍欠，脈弦滑，苔白，寒邪已去，胃陽未復，治以健脾溫中。

【方藥】黨參 5 克　白朮 6 克　桂枝 6 克　白芍 9 克　陳皮 6 克　乾薑 5 克　雞內金 6 克　甘草 3 克　木香 5 克　砂仁 6 克。

3 劑，水煎服。

服上方後飲食如常痊癒。

（二）消食導滯法

適應於飲食不節、食積停滯，致使胃氣阻塞，氣機不暢，則胃脘脹痛，痛時拒按，噯腐吞酸，口膩嘔吐，舌苔厚膩，脈象弦滑。

【治法】消食導滯，和胃降逆，選用保和丸、枳朮丸。

【方藥】焦神麴 9 克　焦山楂 6 克　焦麥芽 9 克　炒萊菔子 15 克　雞內金 6 克　白朮 6 克　枳殼 9 克　陳皮 9 克　清半夏 9 克。

案例：張某，女，10歲，1963年4月5日初診。

【主症】素日身體較弱，消瘦乏力，面色萎黃，一週前因飲食不節，引起胃痛隱隱，痛時拒按，飲食不振，吞酸噯腐，噁心欲吐，苔厚膩，脈弦滑。

【憑脈辨證】弦脈主寒、主痛，滑脈主痰、主食滯，弦滑脈並見，為中焦食滯、脾虛運化失司，故為脾虛食積胃痛證。

【治法】健脾消食導滯，枳朮丸、保和丸加減。

【方藥】白朮5克　枳實6克　萊菔子6克　焦神麴、焦麥芽各10克　茯苓5克　陳皮5克　半夏3克　炙甘草3克。

5劑，水煎服。

服上方後胃痛緩解，繼服黨參健脾丸以善後。

（三）舒肝和胃法

肝主疏泄，調暢氣機，協助脾胃之氣升降，所以舒肝和胃法是消除胃脘痛的基本方法。

舒肝和胃法適應於肝鬱不舒，橫逆犯胃，胃脘脹悶，攻撐作痛，痛連胸脅，遇怒痛甚，舌苔薄白，脈象沉弦者。選用柴胡舒肝散、金鈴子散。

【方藥】柴胡6克　白芍9克　炒枳殼6克　製香附6克　製元胡6克　川楝子9克　廣木香3克　青皮6克　陳皮6克　佛手10克　甘草3克。

案例：石某，女，55 歲，1962 年 8 月 10 日初診。

【主症】自述 1 月前與家人生氣引起胸脘攻衝作痛，噯氣，善太息，食後胃不適，揉按可緩，納寐尚可，二便調，苔白。脈象左關滑大，右脈沉弦。

【憑脈辨證】沉脈主裏證，弦為肝脈主寒、主痛，沉弦只見於右手，為肝木剋土之象。左關為肝位，其脈滑大為肝木氣旺之徵，故此乃肝胃不和證。

【治法】舒肝和胃，理氣止痛。

【方藥】柴胡 10 克　白芍 12 克　枳實 6 克　陳皮 6 克沉香 3 克　香附 9 克　元胡 6 克　甘草 3 克　半夏 5 克鬱金 5 克　木香 5 克　炒穀麥芽各 15 克。

6 劑，水煎服。

後因感冒來診告知，服上方後諸症已瘥。

（四）舒肝泄熱法

肝為剛臟，內寄相火，一遇怫鬱，氣機鬱結，鬱久化火，火熱熾盛，橫克灼胃，故見胃脘灼痛，連及兩脅，煩躁易怒，口苦泛酸，嘈雜噯氣，舌質紅而苔薄黃，脈象弦數。治宜清熱疏肝，和胃止痛，選用左金丸、金鈴子散等。

【方藥】青皮 6 克　陳皮 6 克　白芍 9 克　炒梔子 6 克丹皮 6 克　黃連 6 克　吳茱萸 6 克　川楝子 9 克　製元胡 6 克　瓦楞子 9 克。

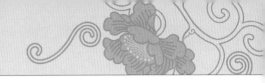

案例：李某，女，50歲，1963年12月4日初診。

【主症】患者素日身體健康，無任何不適。近十多天來，因居住環境改變，心情鬱悶不舒，感到乏力，周身不適，下肢酸困無力，耳悶，耳癢，頭部烘熱，口乾，口苦。前醫以氣虛外感論治，方用黃耆30克，白朮10克，黨參10克，連翹18克，蒲公英18克，防風10克，羌活10克，焦三仙各15克，甘草10克。服上方3劑後，症狀非但不減，反而感到「上火」諸症有加重趨勢。刻下，症狀如前。脈象左關滑大而數，右脈沉，舌質偏紅，苔薄黃。

【憑脈辨證】左關為肝位，脈見滑大而數，知為肝經鬱熱。右脈沉為裏證，亦主鬱證，故此為肝經鬱熱證。

【治法】疏肝解鬱清熱。

【方藥】柴胡6克　白芍9克　梔子9克　黃芩10克　薄荷6克　連翹10克　鬱金9克　菊花6克　蟬蛻5克　桑葉6克　甘草3克。5劑，水煎服。

【二診】1963年12月12日。

服上方後，諸症有減，耳癢頭部烘熱消失，口乾苦輕，惟仍感精神欠佳，脈弦滑，苔白，鬱熱已解，仍以疏肝解鬱論治。

【方藥】當歸6克　白芍9克　柴胡5克　鬱金9克　香附9克　梔子5克　白朮6克　川貝母6克　甘草3克　陳皮6克　薄荷3克。

6劑，水煎服。藥後告知精神好轉，身體康復。

（五）養陰和胃法

胃病日久，虛火內灼，胃絡失養，故胃脘灼痛，嘈雜似饑。胃陰不足，津不上承，則口乾咽燥。陰津不足，腸失濡潤，傳導失司，則大便乾結。舌紅少津，苔少或花剝，脈細數，正為胃陰不足之象。治宜養陰益胃，方選一貫煎、益胃湯、芍藥甘草湯。

【方藥】沙參12克　麥冬9克　玉竹12克　石斛12克　白芍12克　生地9克　川楝子9克　火麻仁9克　甘草6克。

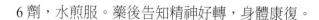

案例：張某，女，60歲，1963年12月10日初診。

【主症】胃脘隱痛10餘年，伴嘈雜納呆、口乾、便秘、身體消瘦，先後兩次在北京某醫院胃鏡診斷係「慢性萎縮性胃炎」，經西藥治療多時，效果不明顯。脈象細數，舌紅有裂紋。

【憑脈辨證】細脈主陰虛，數脈主熱，細數並見為陰虛內熱證。此患者胃痛多年，舌紅有裂紋，綜合脈症，知為陰虛生內熱，熱傷胃絡的陰虛胃痛證。

【治法】養陰清熱，和胃止痛。

【方藥】沙參30克　天冬9克　麥冬9克　玉竹10克　石斛9克　白芍18克　甘草10克　烏梅6克　陳皮5克　元胡6克　蒲公英10克　麻仁10克　焦三仙各10克。

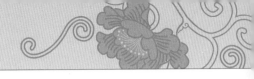

7 劑，水煎服。

【二診】1963 年 12 月 25 日。服上方 10 天後胃痛略減，脈舌同前，效不更方，上方繼服。

【三診】1964 年 1 月 20 日。

上方連服 20 餘劑，諸症顯減，惟精神食慾仍欠，脈已不數，呈細滑象，舌質仍紅，苔薄。上方加太子參 10 克，黃精 10 克，益氣升津，鞏固治療。

【四診】1964 年 3 月 1 日。

經以上 3 次治療，共服藥 40 餘劑，臨床症狀基本消失，照 1 月 20 日方製成丸劑，每丸重 9 克，早晚各服 1 丸，以鞏固治療。

（六）活血化瘀法

氣為血帥，氣滯日久，血行勢必不利，以致氣滯血瘀，或久病入絡，胃脘刺痛拒按，夜間尤甚，舌質紫暗或有瘀斑，脈象細澀。治以活血化瘀為主，佐以理氣止痛，方選丹參飲、失笑散。

【方藥】當歸 10 克　川芎 6 克　赤芍 6 克　白芍 9 克　桃仁 6 克　製元胡 9 克　五靈脂 9 克　生蒲黃 6 克　炙甘草 6 克。

如兼寒者，可加乾薑 6 克、烏藥 6 克；若兼熱鬱者，可加丹皮 9 克、川黃連 6 克；若氣滯較甚者，可加丹參 12 克、製香附 9 克；若兼氣虛者，去五靈脂，加黃耆 12 克、黨參 9 克、白朮 6 克。

案例：王某，男，40 歲，1963 年 2 月 10 日初診。

【主症】患胃病十餘年，呈間斷發作，近年來胃痛較頻，痛如針刺，拒按，每到夜間為甚，伴頭暈，畏寒，肢冷，食慾不振，脈象細澀，舌暗有瘀斑，苔白。

【憑脈辨證】細脈主虛證，澀脈主血虛，亦主血瘀，無力為血虛，有力為血瘀。此患者胃痛多年，久病必虛，虛則生內寒，寒滯則血停。綜合脈症，此為脾胃虛寒、胃腑蓄瘀證。

【治法】健脾溫中，化瘀止痛。

【方藥】白朮 6 克　乾薑 5 克　炙甘草 1.5 克　丹參 10 克　蒲黃 6 克　五靈脂 5 克　元胡 9 克　陳皮 6 克　桂枝 6 克　炒白芍 10 克　木香（吳萸拌炒）3 克。

10 劑，水煎服。

【二診】1963 年 2 月 25 日。

服上方一週後胃痛已緩，夜間未再疼痛，食慾精神好轉，脈澀較前有力，舌暗苔白，仍以溫中健脾，化瘀論治。上方加黃耆 10 克，黨參 10 克，熟附子 3 克，製成丸劑，每丸重 9 克，早晚各 1 丸，鞏固療效。

（七）溫中散寒法

脾胃虛寒證，多因過食生冷或投藥過寒，損傷中陽，以及久病失養，或命火虛憊，中土失於溫煦所致，中焦陽虛，寒從內生，寒凝氣滯，氣機不暢，而致胃脘隱

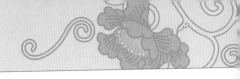

痛，綿綿不休，泛吐清水，乏力便溏，舌質淡苔薄白，脈象沉細或虛弱無力者。治宜溫陽益氣，暖胃散寒，方選黃耆建中湯、厚朴溫中湯、理中湯等。

【方藥】黃耆 12 克　黨參 9 克　桂枝 9 克　白芍 12 克 白朮 9 克　茯苓 5 克　陳皮 6 克　厚朴 9 克　吳茱萸 3 克 乾薑 6 克　廣木香 3 克　炙甘草 6 克。

案例：李某，男，44 歲，1964 年 10 月 5 日初診。

【主症】患「慢性胃炎」一年餘，經常胃脘隱痛，喜溫喜按，便溏，頭暈身麻，肢倦乏力，畏寒肢冷，脈虛弦，右脈尤甚，舌淡苔白。

【憑脈辨證】虛脈為諸虛不足之脈，見於何部為何臟虛弱，弦脈主寒亦主痛，虛弦見於右關部位，故知為脾胃虛寒證。

【治法】健脾溫中，散寒止痛。

【方藥】黃耆 10 克　黨參 10 克　白朮 6 克　桂枝 5 克 炒白芍 12 克　木香 5 克　砂仁 6 克　陳皮 5 克　炙甘草 3 克　高良薑 6 克。

此後病情逐減，調理月餘，康復。

（八）清熱除痰法

飲食不節，過食油膩甘肥之品，致痰濕鬱結，思慮過度或勞倦，均可損傷脾胃。脾失健運，濕濁內停，聚濕生痰，痰鬱化熱，痰熱阻胃，氣機鬱滯，則形成本證。如

痰熱中阻，升降失司，氣滯於中，則胃脘脹悶，灼痛或脹痛。胃失和降，氣機上逆，則噁心嘔吐。痰熱中阻，脾失健運，則納穀不香，食後胃脹，口乾而苦。痰熱上擾心神，則煩躁不安，頭暈失眠，所謂「胃不和則臥不安」是也。舌質紅，苔黃膩，脈滑數，正為痰熱阻胃之象。治宜清熱化痰，和胃止痛，選用小陷胸湯、二陳湯。

【方藥】瓜蔞 15 克　黃連 6 克　清半夏 9 克　茯苓 12 克　陳皮 9 克　炒萊菔子 15 克　甘草 6 克　竹茹 6 克　枳實 10 克。

案例：陳某，女，48 歲，1962 年 3 月 2 日初診。

【主症】因飲食不節，引起胃痛、噁心嘔吐 3 天，伴頭暈，心悸，失眠，口乾苦，納呆，脘悶。右脈弦滑數，苔黃膩。

【憑脈辨證】滑脈主痰、主熱，數脈亦主熱，弦脈主痛，今弦滑數三脈並見，同時舌苔黃膩故知為痰熱中阻胃痛。另外，濕熱中阻，同樣可見到舌苔黃膩。脈象弦滑數，但在臨床上濕熱證常感胃脘痞悶不舒胃痛者少，脈象多見緩滑，弦滑數者少，需細分辨之。

【治法】清熱除痰，和胃降逆，方選黃連溫膽湯加減。

【方藥】瓜蔞 9 克　黃連 5 克　陳皮 6 克　清半夏 9 克　竹茹 5 克　枳實 6 克　生杷葉 8 克　甘草 3 克　川楝子 9 克　元胡 6 克　生薑 3 片。3 劑，水煎服。

【二診】1962 年 3 月 7 日。

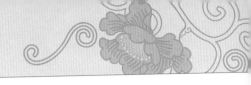

服上方 2 劑，噁心嘔吐已癒，胃痛亦緩，後以健脾和胃之劑調理而癒。

（九）健脾理氣法

脾胃屬於中焦，為氣機升降之樞紐，且「升降之機在於脾土之健運」。脾氣虛弱，旋運無權，升降失司，氣機阻滯，故見脘腹痞滿作脹，隱痛綿綿。脾胃虛弱，納化失司，則不思飲食，大便溏薄。胃氣上逆則 氣呃逆，噁心嘔吐。脾主四肢肌肉，脾氣虛弱則體倦乏力。舌質淡，苔薄白，脈細弦，正為脾虛氣滯之象。治宜健脾助運，理氣行滯，方選香砂六君子湯、黃耆健中湯加味。

【方藥】黨參 10 克　炒白朮 10 克　茯苓 10 克　炙甘草 10 克　白芍 18 克　陳皮 10 克　木香 10 克　砂仁 10 克　桂枝 10 克　黃耆 18 克。

案例：張某，男，45 歲，1964 年 2 月 1 日初診。

【主症】間斷胃痛十餘年，近來胃痛加重，胃鏡示「慢性淺表性萎縮性胃炎」，常服胃舒平、普羅苯辛等藥，病情時好時壞。刻下，食後胃脘脹痛，納欠，噯氣乏力。左脈細，右脈虛弦，舌淡胖，苔白。

【憑脈辨證】左關脈細主肝陰不足、肝氣旺，右脈虛弦為脾胃虛弱，弦主氣滯、主痛，再結合舌淡胖白，故此證為脾虛氣滯證。

【治法】健脾理氣止痛，方選香砂六君子湯、小建中

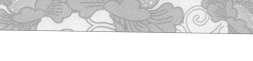

湯加減。

【方藥】黨參 6 克　白朮 9 克　木香 5 克　砂仁 6 克　半夏 5 克　桂枝 6 克　炒白芍 10 克　炙甘草 3 克　厚朴 10 克　蘇梗 6 克。10 劑，水煎服。

【二診】1964 年 2 月 14 日。

服上方 10 劑，胃痛已止，噯氣也少，胃脘仍脹，精神差，脈弦細滑，苔白。照上方加黃耆 18 克，雞內金 9 克，炒二芽各 15 克，枳殼 9 克，當歸 10 克，生薑 3 片。取 5 劑製成蜜丸，每丸重 9 克，早晚各服 1 丸。服完藥後胃痛已止，脘脹消失，噯氣止，食慾增進而康復。

（十）柔肝和胃法

胃痛日久，氣機鬱滯，肝氣不舒，肝鬱氣滯，鬱而化熱，鬱熱傷陰，胃失濡養，肝胃陰傷，氣機不利，肝氣犯胃則胃脘灼痛，納食減少，稍食即脹，飲食不為肌肉，則形體消瘦。鬱熱傷津則口乾口苦而咽燥。津液不足不能濡潤腸腑則大便乾結。舌紅少津，苔剝，脈細數為陰虛內熱之象。治宜滋陰養胃，理氣止痛，方選一貫煎加減。

【方藥】沙參 30 克　生地 10 克　枸杞 10 克　當歸 10 克　麥冬 10 克　烏梅 10 克　白芍 12 克　川楝子 5 克　甘草 3 克。

案例：從某，男，33 歲，1964 年 5 月 10 日初診。

【主症】胃脘隱痛近 1 年，伴嘈雜灼熱右脅不適，口

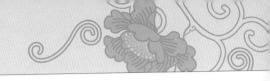

乾，頭暈眼花，食慾不振，形體消瘦，舌紅苔薄黃少津，脈細弦數。

【憑脈辨證】細脈主陰虛，弦為肝脈，主痛、主氣滯，數脈主熱，有力為實熱，無力為虛熱。今細弦數並見，知為肝鬱化熱，熱久傷陰的肝胃陰虛胃痛。

【治法】柔肝和胃，養陰止痛，方選一貫煎加減。

【方藥】生鱉甲 12 克　沙參 10 克　麥冬 9 克　白芍 12 克　甘草 6 克　枸杞 6 克　當歸 5 克　生地 10 克　烏梅 5 克　川楝子 6 克　元胡 10 克。

【二診】1964 年 6 月 12 日。

上方連服月餘，諸證均減，脈已不數，苔黃已退，照上方加生山藥 10 克，黃精 10 克，玉竹 10 克，石斛 9 克，鞏固治療以善其後。

（十一）辛開苦降法

多由寒濕之邪，鬱而化火，或素有脾胃虛弱，加之飲食不節，過食油膩肥甘而釀濕生熱，以致脾胃功能失常、寒熱錯雜、胃失和降所致。此外，外感病中邪在少陽者，如誤用下法，可使邪氣內陷，中虛熱結，胃氣壅滯，而形成本證。寒熱阻胃，氣機壅滯，故見胃脘痞悶或脹或痛。胃失和降，氣機上逆，故噁心嘔吐，或噯氣頻頻。脾失健運，清氣不升，故腸鳴下利。苔薄黃而膩，脈弦而數，為寒熱阻胃之象。治宜辛開苦降，和胃止痛，方選半夏瀉心湯、黃連湯加減。

【方藥】黃連 10 克　黃芩 10 克　半夏 10 克　桂枝 10 克　乾薑 10 克　甘草 10 克　川楝子 10 克。

案例：董某，男，45 歲，1964 年 6 月 5 日初診。

【主症】素有慢性胃炎史，近一週來胃脘脹痛不適，伴噁心欲吐，口乾口苦喜冷飲，但飲後胃痛加劇，二便調，脈弦滑，苔薄黃。

【憑脈辨證】弦脈主寒亦主痛，滑脈主痰亦主熱，弦滑脈並見，可出現在多種證候中，故臨床必須脈症合參，方可診斷準確。該患者主訴除胃病外，亦有口乾口苦喜冷飲，但飲冷後胃痛加劇，顯然是寒熱錯雜證。寒熱錯雜主症為胃脘痞滿，但亦有胃痛者，不可不知。

【治法】辛開苦降，寒熱並調。

【方藥】陳皮 6 克　半夏 9 克　黃連 5 克　乾薑 6 克　蒲公英 10 克　麥冬 5 克　桂枝 6 克　白芍 9 克　甘草 5 克。

【二診】1964 年 6 月 12 日。

服上方 6 劑，諸證悉減，脈舌同前，照上方加黨參 5 克，白朮 6 克，雞內金 6 克，木香 5 克，以鞏固治療。

（十二）清熱利膽法

膽熱犯胃，病本在膽。膽胃鬱熱則脅脘脹痛。胃失和降，則噁心乾嘔或嘔吐苦水痰涎。膽火上炎則口苦咽乾。痰熱內阻則脘腹脹滿，厭食油膩。痰熱內擾，心膽不寧，則心煩易怒，寐少夢多。若邪熱結於少陽膽經，則可

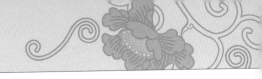

見往來寒熱。舌質紅，苔黃膩，脈弦或滑數皆為膽熱犯胃之象。治宜清膽泄熱，降逆和胃，方選黃連溫膽湯、大柴胡湯加減。

【方藥】柴胡 10 克　黃芩 10 克　木香 10 克　鬱金 10 克　枳實 10 克　大黃 10 克　川楝子 6 克　元胡 10 克　甘草 10 克　茵陳 10 克。

案例：孫某，女，39 歲，1964 年 9 月 5 日初診。

【主症】有慢性膽囊炎史，經住院治療痊癒。近因飲食不慎，過食肥甘厚膩之品，胃痛又作，牽及右脅胸部脹悶不適，噁心納少，頭昏脹痛，口乾口苦，大便秘結，脈弦數，苔黃。

【憑脈辨證】弦為肝脈，肝膽相表裏，故弦脈亦常見於膽道疾患中。該患者除見弦脈外，與數脈並見，數脈主熱，故知為肝膽鬱熱犯胃證。

【治法】清熱利膽，和胃止痛。

【方藥】柴胡 6 克　黃芩 10 克　蒲公英 18 克　鬱金 5 克　大黃 3 克　陳皮 6 克　半夏 5 克　竹茹 5 克　枳實 7 克　甘草 3 克　川楝子 6 克　元胡 5 克。

【二診】1964 年 9 月 10 日。

服上方 5 劑，胃痛緩解，噁心已止，食慾改善，大便已不乾，上方加菊花 9 克，白芍 10 克，香附 9 克，焦三仙各 10 克，以鞏固治療。

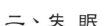

二、失 眠

失眠，是指經常不能獲得正常睡眠的一種疾病。其輕者入寐困難，或寐而不酣，時寐時醒，醒後不能再寐，嚴重者可整夜不能入寐。對於失眠發病原因，蕭老認為，主要有兩個方面：

一為邪氣之干擾，如氣鬱化火，擾動心神，或胃中不和，痰熱內擾。故《素問·逆調論》說：「胃不和則臥不安。」

一為陰虛火旺，心腎不交，思慮勞倦，內傷心脾，心膽氣虛，神搖善驚。正如《沈氏尊生·不寐》所說：「心膽俱怯，遇事易驚，夢多不祥，虛煩不眠。」

前者為實證，後者為虛證。因此，蕭老主張失眠應當辨明虛實，這是辨證論治的關鍵。

（一）虛證的辨證論治

蕭老認為，失眠之虛證以心脾兩虛，心腎不交證為主，多因思慮過度，損傷心脾，暗耗營血，心神失養，或因勞傷過度，腎精虧損，心腎不交所致。

臨床上常見的症狀：失眠多夢，氣短心悸，食少身倦，頭暈目眩，面色少華，舌質淡，苔薄白。其脈多見左寸虛弱，右關虛小。治宜補心健脾，養血安神，方用歸脾湯合孔聖枕中丹加減。

【方藥】黨參 10 克　當歸 10 克　白朮 9 克　龜板

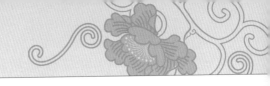

12 克　天冬 10 克　石斛 12 克　白扁豆 15 克　清半夏
10 克　陳皮 9 克　茯神 9 克　石菖蒲 9 克　炒遠志 9 克
生龍骨 10 克　焦棗仁 15 克　生薑 3 片　大棗 6 枚。

案例：杜某，女，38 歲，1963 年 3 月 26 日初診。

【主症】兩年來經常失眠，心慌氣短，心煩夢多，伴
腰背勞困，身倦無力，納少口乾，舌苔薄白，脈象左寸細
而無力，左尺右關虛弱。

【憑脈辨證】左寸為心位，右尺屬腎，寸尺均為細虛
而弱之脈象，為心腎陰虛，右關脈虛弱為脾氣不足，故辨
證為心脾兩虛，水火不濟之失眠證。

【治法】補氣健脾，養血安神，交通心腎，方用歸脾
湯合孔聖枕中丹加減。

【方藥】黨參 10 克　白朮 9 克　白扁豆 15 克　清半
夏 10 克　生龜板 12 克　天冬 10 克　生龍骨 5 克　茯神 9 克
石菖蒲 9 克　炒遠志 9 克　陳皮 9 克　當歸 10 克　石斛
12 克　白芍 9 克　炒棗仁 15 克　生薑 3 片　大棗 6 枚。

每日 1 劑，水煎服。

【二診】服上方 6 劑，諸症減輕，睡眠由原來 2 小時
增加到 6 小時，繼用上方再加製何首烏 12 克，做成丸
藥，每丸重 9 克，早晚各服 1 丸，以鞏固療效。

【按】本例在辨證中突出了心脾兩虛的根本病機，故
在治療時以調補心脾為主。方中以龜板、當歸、天冬、石
斛、白芍養血補心，以黨參、白朮、白扁豆、清半夏、陳

皮、生薑、大棗健脾生血，更以炒遠志、石菖蒲、茯神、生龍骨、炒棗仁安神鎮靜，心脾健旺，心神安定，多年之失眠病症得以痊癒，取得滿意的療效。

（二）實證的辨證論治

蕭老認為，臨床上失眠的實證雖然有多種類型，但是，最常見的病症是心膽火旺、痰熱內擾證。多因鬱怒傷肝，肝膽失常，氣鬱化火，上擾心神，或鬱久傷脾，運化失常，積濕生痰，因痰生熱，痰熱上擾，以致失眠。

臨床上常見的症狀：心煩失眠，急躁易怒，頭暈目眩，痰多胸悶，吞酸噁心，舌質紅，舌苔黃而微膩，脈象左寸關弦滑而數。治宜清肝利膽，除痰安神，龍膽瀉肝湯合溫膽湯加減。

【方藥】製何首烏 12 克　生白芍 9 克　甘枸杞 10 克　炒梔子 9 克　龍膽草 6 克　木賊草 9 克　菊花 9 克　清半夏 9 克　橘紅 9 克　炒枳實 9 克　川貝母 9 克　茯苓 9 克　石菖蒲 8 克　黃連 6 克　炒棗仁 15 克　炙甘草 3 克。

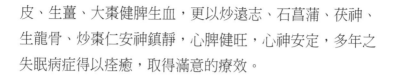

案❶：武某，女，22 歲，1962 年 12 月 10 日初診。

【主症】因失戀心情不暢而致煩躁失眠，胸脘滿悶，情緒易於激動，或少言寡語，月經已停閉四十餘天，舌苔黃膩，脈見左右手六部均為長滑之象。

【憑脈辨證】長主肝膽氣鬱，滑主痰熱壅滯，上擾心神，故辨證為肝膽火旺，痰熱內擾之失眠證。

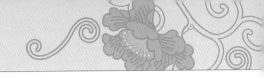

【治法】清肝利膽，除痰安神。

【方藥】製何首烏9克　生白芍9克　甘枸杞10克菊花9克　炒梔子5克　茯神9克　清半夏5克　橘紅6克炒枳實5克　川貝母6克　石菖蒲6克　麥冬5克　膽南星3克　鬱金9克。

每日1劑，水煎服。

【二診】服上方5劑，諸症顯減，睡眠好轉，脈已不見長象，轉為滑大。效不更方繼服上方6劑，加服礞石滾痰丸，早晚各服6克。服藥月餘，諸症痊癒。

案❷：高某，男，45歲，1964年6月18日初診。

【主症】不寐已有三月餘，伴頭暈，乏力，心悸，前醫屢投歸脾湯、溫膽湯、酸棗仁湯多劑不效。診其脈象，左寸浮細數，右關虛滑。

【憑脈辨證】左寸為心位，浮脈主不足，細數為陰虛火旺，右關虛滑主痰濕。綜合脈症，此為陰虛火旺，水火不濟，痰濕內擾之失眠證。

【治法】滋陰清熱，除痰安神，方用孔聖枕中丹加減。

【方藥】生龜板9克　生龍齒6克　石菖蒲6克炒遠志5克　菊花炭5克　桑葉6克　白扁豆15克　陳皮6克　清半夏5克　茯神9克　甘草3克。

每日1劑，水煎服。

【二診】同年6月29日。

服上方8劑，睡眠明顯好轉，每晚可達6小時，頭

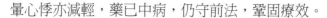

暈心悸亦減輕，藥已中病，仍守前法，鞏固療效。

【方藥】生龜板 9 克　生龍齒 6 克　石菖蒲 6 克　茯神 9 克　元參 4.5 克　麥冬 6 克　白扁豆 15 克　橘皮 6 克　菊花炭 5 克　桑葉 6 克　石斛 4.5 克　炒枳殼 4.5 克　焦棗仁 9 克　炙甘草 3 克。

上藥共研細麵，煉蜜為丸，朱砂為衣，每丸重 9 克，早晚各服 1 丸。

服丸藥一療程，睡眠正常，諸症痊癒。

【按】以上兩例均為失眠病症。

案❶主要以長脈和滑脈的主病來辨證。在正常情況下，長而柔和是有胃氣之脈，為無病之脈。而今見長而且滑之脈，則為病脈，多主陽熱熾盛，氣逆火旺，痰熱壅盛之失眠證，偏於實證，故在滋陰的基礎上，重在清熱除痰。方中以製何首烏、白芍、枸杞、麥冬滋養肝陰，以菊花、梔子、膽南星清肝利膽，以半夏、橘紅、枳實、川貝母、石菖蒲化痰安神，使肝陰恢復，肝膽痰火祛除，失眠痊癒，因而取得良好效果。

案❷以脈辨證，左寸浮細數，右關虛滑，為陰虛火旺，痰濕內擾之失眠證，為虛中夾實證，故以扶正祛邪為治則，養肝健脾與清熱除痰並用。方中以生龜板、元參、麥冬、石斛、菊花炭、桑葉育陰平肝，以陳皮、清半夏、白扁豆、茯神、炒枳殼健脾除痰，更以石菖蒲、炒遠志、焦棗仁、生龍齒安神鎮靜，從而使肝脾恢復正常，痰熱祛除，多年之失眠痼疾得以痊癒。

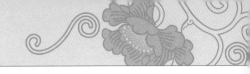

三、咳 喘

咳喘之症，在兒科臨床極為常見，包括上感、支氣管炎、支氣管肺炎、哮喘等。究其病源，不外內外二因。

小兒陽常有餘，陰常不足，外感風寒，化熱最速，加之父母寵愛，衣被過暖，鬱熱內蘊而煎熬成痰；或乳食哺餵無節，損傷脾胃，食滯內停，留結成痰。痰阻肺絡，影響氣機，失其清降之職。肺為嬌臟，在小兒尤為脆弱，不任風寒侵襲，不堪痰火交織。如遇冬春季節或氣候驟變之時，寒溫失宜，風寒閉肺，壅阻氣道，內外相應，火動於中，痰迫於肺，痰愈盛則氣愈逆，氣愈逆則痰愈多，故咳喘之證發作。

咳喘症的治法為外宣散風寒，清熱祛痰，理氣降逆諸法，選用方藥應注意宣散而不傷正，清熱而不遏邪，力求輕清通靈，切忌燥烈滯膩，急則治標，緩則治本，總以固護元氣為要。

案例：杜某，女，8 歲，1964 年 12 月 10 日初診。

【主症】因著涼引起咳喘已 3 年，每逢氣溫驟變或因感冒而導致咳喘復發。經多次住院治療，屢用西藥氨茶鹼、青黴素、激素等治療，雖能暫時緩解，但未能根除。近日因感冒而致咳喘復發。

主要症狀有：咳嗽，氣喘，喉中有痰鳴音，納呆，舌苔白膩。脈象：兩寸關滑大，右甚於左。

【憑脈辨證】滑脈主痰，緩大為不足，右寸關為肺脾的脈位，右甚於左，主肺脾氣虛。病主脾肺氣虛，痰濕內壅，風邪鬱閉，肺失肅降的咳喘證。

【治法】急則治其標，首當宣肺祛痰，止咳平喘，方用射干麻黃湯加減。

【方藥】炙麻黃 3 克　射干 5 克　製杏仁 6 克　橘皮 6 克　茯苓 6 克　桔梗 5 克　製半夏 5 克　炒遠志 5 克　炙甘草 2 克　生薑 3 片引。

水煎服。

【二診】同年 12 月 15 日。

服上方 3 劑，氣喘已止，仍有輕微咳嗽，納呆，口乾，脈象已不見緩脈，僅見滑大之象，說明有痰濕化熱趨勢，在上方的基礎上，加除痰清熱之藥。

【方藥】上方去麻黃、炒遠志，加瓜蔞 5 克、蘇子 1.5 克、黃芩 1.5 克、炙杷葉 4.5 克、炙桑皮 4.5 克，水煎服，4 劑。

【三診】同年 12 月 30 日。

服上方後，咳嗽已平，食慾增加，脈緩滑無力。說明邪氣已去，但正氣未復，故治以健脾益氣、除痰宣肺治其本，以防復發。

【方藥】黨參 9 克　白朮 9 克　陳皮 12 克　製半夏 12 克　茯苓 15 克　炒萊菔子 7.5 克　厚朴 12 克　製杏仁 7.5 克　炙紫菀 9 克　川貝母 9 克　炙馬兜鈴 6 克　炙甘草 6 克。

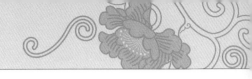

　　以上共研細麵，煉蜜為丸，每丸重 9 克，早晚各服 1
丸。

　　隨訪 1 年，患兒身體健康。

　　【按】本例原為外感風寒的咳喘證，由於經常反覆，
身體虛弱，使疾病難以治癒。此次因外感而復發，以祛邪
宣肺止咳之劑治其標，使病情得以控制。

　　在外邪已去，正氣尚未恢復時，採用健脾益氣、除
痰宣肺之法治其本使疾病痊癒，從而說明應用標本緩急的
治療原則，是治療疾病的根本原則。

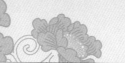

四、脅 痛

　　脅痛是以一側或兩側脅肋疼痛為主要表現的病症，也是臨床比較常見的一種自覺症狀。

　　本證早在《內經》已有記載，並明確指出脅痛的發生，主要是由於肝膽病變。如《靈樞・五邪》篇說：「邪在肝則兩脅中痛。」《素問・藏氣法時論篇》說：「肝病者兩脅下痛引少腹。」關於脅痛的病因《內經》認為有寒、熱、瘀等方面，《素問・刺熱篇》說：「肝熱病者……脅滿痛，手足躁，不得安臥。」《靈樞・五邪篇》說：「邪在肝則兩脅中痛……惡血在內。」其後，歷代醫家對脅痛的病因在《內經》的基礎上逐步有了發展。

　　《景岳全書・脅痛》從臨床實際出發，將病因分為外感與內傷兩大類，並提出以內傷者為多見。如「脅痛有內傷外感之辨……有寒熱表證者方是外感，如無表證悉屬內傷。但內傷脅痛十居八九，外感脅痛則間有之耳。」同時又對內傷脅痛發病原因進行歸納，認為有鬱結傷肝、肝火內鬱、痰飲停伏、外傷血瘀以及肝腎虧損等。

　　現將臨床常見的肝病脅痛驗案簡介如下。

案❶：程某，男，45 歲，1964 年 6 月 5 日初診。

　　【主症】患慢性肝炎 4 年，肝功能基本正常，肝脾腫大，數年來經常感覺兩脅隱痛不適，伴頭暈，口乾，腰疼背困，胃脘不適，大便時稀時秘，舌苔白而微膩。脈象：

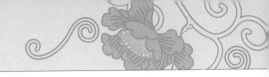

左關弦長，尺浮，右脈浮弦緩，關虛大。

【憑脈辨證】左尺脈浮，主腎陰不足，左關脈弦長，為肝木有餘；右脈浮緩，尤其關脈虛大，主脾氣虛弱，弦脈出現在右手，是土虛木賊之象。綜合脈症，此為肝旺脾虛之脅痛證。

【治法】育陰柔肝，理氣健脾，方用柴胡舒肝散合一貫煎加減。

【方藥】製何首烏 9 克　枸杞 6 克　生白朮 6 克菊花炭 4.5 克　黨參 4.5 克　茯苓 6 克　陳皮 6 克　炒枳殼 4.5 克　甘草 3 克　川楝子 6 克。

水煎服。

【二診】同年 6 月 20 日。

服上方 6 劑，病情好轉，仍覺兩脅隱痛，但較以前減輕，診其脈見弦細而長，此為肝陰不足，肝木有餘之象。治療仍以育陰柔肝，理氣止痛。

【方藥】當歸 9 克　白芍 6 克　炙鱉甲 9 克　香附 6 克鬱金 3 克　白蔻仁 3 克　炒枳殼 4.5 克　甘草 3 克　川楝子 6 克。

水煎服。

【三診】同年 6 月 27 日。

又服上方 6 劑，諸症悉減，藥已中病，遵前法再進。

【方藥】炙鱉甲 9 克　當歸 9 克　白芍 6 克　醋青皮 2 克　醋香附 6 克　鬱金 3 克　陳皮 6 克　清半夏 4.5 克生薏仁 12 克　炒枳殼 4.5 克　甘草 3 克　川楝子 6 克

厚朴 6 克　焦栀子 2.4 克。

水煎服。

【四診】同年 7 月 9 日。

經過以上 3 次治療，臨床症狀基本消失，脈象弦長而滑，守上方加黨參 9 克、廣木香（吳茱萸拌炒）6 克，煉蜜為丸，每丸重 9 克，早晚各服 1 丸。

【按】本例係多年的慢性肝炎患者，其兩脅隱痛，是因肝鬱日久化熱，耗傷肝陰，不能濡養肝絡所致，故脈見左關弦長有餘之象。

水能生木，肝陰虛日久使腎陰亦虛，陰虛易生內熱，故出現頭暈、口乾、腰疼背困等症。肝旺剋土，則見胃脘不適，大便時稀時秘和右關脈虛大之脈。

綜合脈症分析，此證肝陰不足，肝鬱氣滯為主，故用一貫煎育陰柔肝，以柴胡舒肝散平肝理氣止痛。由於辨證準確，用藥恰當，因而取得滿意的療效。

案❷：趙某，女，成人，1962 年 4 月 3 日就診。

【主症】患者自覺精神疲倦乏力已年餘。經常納呆，右脅脹痛，胸腹脹滿，腰酸背困。按之右脅下肝大二指，質中等，左脅下脾大一指，西醫診斷為慢性傳染性肝炎，因服西藥治療無效，特求治於中醫。望其舌質稍暗。脈象：左手牢澀，右手弦長。

【憑脈辨證】左脈牢澀主肝鬱血瘀，右脈弦長主肝旺脾虛，故辨證為肝鬱脾虛、氣滯血瘀之脅痛證。

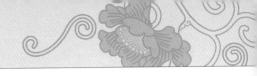

【治法】疏肝理氣，健脾消瘀，方用柴胡舒肝散加減。

【方藥】當歸9克　赤芍6克　白芍6克　香附5克　陳皮6克　茯苓6克　廣木香（吳茱萸炒）3克　厚朴6克　生薏仁12克　製元胡5克　地鱉蟲6克　炒枳殼6克　炒麥芽6克　川楝子3克。

水煎服。

經上方加減，服藥9月餘，臨床症狀消失，肝脾回縮變軟，肝功能正常而痊癒。

【按】牢脈多主寒證和實證。本案左脈牢象主肝氣鬱滯，澀為氣滯血瘀；右脈弦長，係肝旺脾虛之候。由於肝脈布於兩脅，氣滯血瘀，則為兩脅下痛而有腫塊；氣鬱不舒則胸滿腹脹，噯氣納呆，在治療中以舒肝理氣為主，兼以健脾消瘀。

方中以當歸、赤白芍、香附、陳皮、川楝子、廣木香疏肝理止痛，用元胡、地鱉蟲活血化瘀軟堅，以生薏仁、厚朴、麥芽健脾和胃。

方中藥物以理氣為主，氣行則血行。雖然活血藥用之不多，但是起到了活血化瘀、軟堅消瘕之目的。

蕭老指出，治療脅痛或肝脾腫大的病症，一般以舒肝和血為主，儘量少用破血之品。

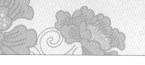

五、胸 痺

　　胸痺是指胸部悶痛，甚則胸痛徹背，短氣，喘息不得臥為主症的一種疾病，輕者僅感胸悶如窒，呼吸欠暢，重者則胸痛，嚴重者胸痛徹背，背痛徹心。

　　胸痺的臨床表現最早見於《內經》。《靈樞‧五邪篇》曾經指出：「邪在心，則病心痛。」《素問‧藏氣法時論篇》亦說：「心病者，胸中痛，脅支滿，脅下痛，膺背間胛間痛，兩臂內痛。」

　　在漢代張仲景《金匱要略》正式提出胸痺的名稱，並且進行了專門的論述。

　　如該書《胸痺心痛短氣病》篇說：「胸痺之病看，喘息咳唾，胸背痛短氣，寸口脈沉而遲，關上小緊數，瓜蔞薤白白酒湯主之。」「胸痺不得臥，心痛徹背者，瓜蔞薤白半夏湯主之。」

　　究其病因與寒邪內侵，飲食不當，情志失調，年邁體虛等有關。其病位在心，但與脾腎有關。其病機總屬本虛標實，本虛為陰陽氣血的虧虛，標實為陰寒、痰濁、血瘀交互為患。

　　辨證當分清標本虛實，實證當用活血化瘀、辛溫通陽、泄濁豁痰等法，以治標為主，虛證宜以補養扶正為主，或滋陰益腎，或益氣養陰，或溫陽補氣。

　　但臨床所見多虛實夾雜，故常按虛實的主次緩急而兼顧同治，並配合有效的成藥，每可取得較好的效果。

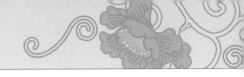

案例：席某某，男，62 歲，1964 年 5 有 15 日初診。

【主症】六七年來，經常心慌氣短，胸悶疼痛，呈陣發性的發作，伴有咳嗽，咯痰不爽。

曾經某醫院診斷為「冠心病」，雖然經過多次住院治療，未能控制發作，現在仍感覺胸悶憋痛，一日發作數次，咳嗽氣短，痰多色白，納呆身乏，頭暈，舌苔薄白，脈象緩結。

【憑脈辨證】六脈結代，主心陽不足，氣血痰濕鬱阻不通，以致胸痹心痛。此為心脾兩虛、痰濕痹阻之胸痹證。

【治法】益氣健脾，除痰宣痹，方用二陳湯合宣痹湯加減。

【方藥】黨參 5 克　茯苓 6 克　石菖蒲 6 克　炒遠志 5 克　陳皮 6 克　半夏 6 克　厚朴 6 克　廣木香 2 克　白蔻仁 6 克　川貝母 6 克　生薏仁 12 克　焦神麴 6 克　焦麥芽 9 克　甘草 3 克。

水煎服。

【二診】1964 年 5 月 8 日。

上方連服 5 劑，胸悶疼痛減輕，發作次數減少，痰量亦較前為少。但脈象同前，仍照上方加沉香 3 克、枳殼 5 克、白芍 6 克繼服。

【三診】1964 年 5 月 20 日。

前方服 5 劑，諸症明顯好轉，結脈亦較少出現。仍

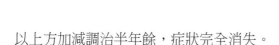

以上方加減調治半年餘，症狀完全消失。

　　【按】本患者年已六旬，正氣已衰。由於心脾兩虛，濕痰阻滯，胸陽不宣，故出現胸悶心痛，心慌氣短等症狀。其脈象緩結是辨證的要點。

　　蕭老認為，緩結之脈主陽虛寒盛，氣血痰濕停滯之證候。本例六脈俱為緩結，是心陽不足，氣血痰濕鬱阻，故治以益氣健脾，除痰宣痹。

　　方中以黨參、生薏仁、神麴、麥芽健脾益氣，陳皮、半夏、白蔻仁、川貝母、厚朴寬胸宣陽，除痰利氣，更以茯神、石菖蒲、炒遠志養心通竅利痰。諸藥合用，共圖扶正祛邪之目的。

　　由於瘀血症狀不很明顯，故未用活血之劑。由於藥證相投，病雖複雜，療效滿意。可見，蕭老在治療胸痹時，強調從宣痹利痰之氣分治療為主。

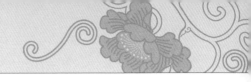

六、水　腫

　　水腫是臨床常見的疾病，其病情複雜，且容易反覆。本病多因風邪外襲，水濕內侵，勞傷過度，饑飽不調等原因，使肺、脾、腎三臟功能障礙，三焦決瀆無權，膀胱氣化不利，水濕泛溢肌膚，引起全身浮腫，嚴重者伴有胸水或腹水。

　　在臨床治療時，應當辨別陽水與陰水。

案例：呂某，52 歲，1962 年 12 月 22 日初診。

　　【主症】全身浮腫 1 年，伴乏力，氣短，納呆，腹脹，經某醫院系統檢查，未發現器質性病變。脈象：左弦大，右細弦，兩尺俱虛。

　　【憑脈辨證】弦大之脈主勞傷，細脈見於右手為脾虛停飲，尺虛主腎氣不足。綜合脈症，此為脾腎兩虛，水濕內停之水腫證。

　　【治法】補腎益氣，溫陽利水，方用實脾飲合五皮飲加減。

　　【方藥】黨參 12 克　生薏仁 12 克　茯苓皮塊各 12 克　生牡蠣 6 克　澤瀉 8 克　大腹皮 5 克　陳皮 6 克　厚朴 4.5 克　草蔻仁 6 克　廣木香 1.5 克　乾薑 4.5 克　檳榔 4.5 克　炙甘草 2 克。

　　水煎服。

　　【二診】1963 年 1 月 3 日。

服上方 8 劑，浮腫基本消失，食慾增加，脈見虛弦。病已見效，脾腎虛弱未復，繼續溫補脾腎，鞏固療效。

【方藥】黨參 12 克　生薏仁 12 克　生白扁豆 12 克　厚朴 9 克　鹿茸 3 克　益智仁 4.5 克　製附子 3 克　桂枝 3 克　白朮 9 克　草蔻仁 6 克　生牡蠣 6 克　澤瀉 8 克　茯苓皮塊各 12 克　廣木香 4.5 克　製何首烏 15 克　陳皮 9 克　炙甘草 2 克。

以上共研細麵，煉蜜為丸，每丸重 9 克，早晚各服 1 丸。

【按】本患者係病已年餘，病久必虛，脾腎陽虛，不能溫化水濕，屬於陰水。故在治療時，以溫陽利濕為主，選用實脾飲，方中以黨參、生薏仁、茯苓皮塊、陳皮、厚朴、生牡蠣、澤瀉健脾利濕，以大腹皮、草蔻仁、廣木香、乾薑、檳榔溫脾除脹。

待水腫基本消失後，在前方的基礎上加用真武湯，重用鹿茸、益智仁、附子、桂枝溫補腎陽，化氣行水，從而使脾腎陽氣恢復，運化水濕的功能正常，使水腫痊癒。

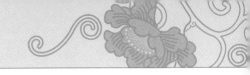

七、瘰癧

瘰癧是指兒童或青年，好發於頸部及耳後，起病緩慢，初起時結核如豆，皮色不變，不覺疼痛，以後逐漸增大竄生，成膿時皮色轉為暗紅，潰破後膿水清稀，難以癒合，形成竇道的一種慢性感染性疾患。

由於本病的成因先由肝氣鬱結，脾失健運，聚濕成痰，鬱久化熱，以致痰熱內生，亦有因肺腎陰虧，痰火凝結，以致結聚成核而為病。所以蕭老認為，治療本病應當以清熱散痰破結的治法為要點。

> **案例：張某，男，29 歲，1964 年 7 月 3 日初診。**

【主症】患頸部淋巴結核半年，局部無紅腫疼痛，服抗結核藥異煙肼等藥治療無效。

身疲乏力，口乾咽燥，午後低熱，體溫 37.6 度，食慾欠佳，脈弦細滑數，苔黃膩。

【憑脈辨證】弦主肝鬱，滑數為痰熱內蘊，細脈主陰傷，證屬痰熱蘊結，日久傷陰之虛實夾雜證。

【治法】養陰清熱，化痰散結。

【方藥】生鱉甲 12 克　青蒿 6 克　地骨皮 18 克　夏枯草 15 克　貓爪草 30 克　生牡蠣 12 克　玄參 15 克　山慈姑 6 克　浙貝母 9 克　天冬 12 克　麥冬 12 克　瓜蔞 18 克　甘草 3 克　焦三仙各 12 克。

水煎服。

【二診】1964 年 8 月 5 日。

上方連服 20 餘劑，頸部結核縮小，質地變軟，發熱已退，口乾減輕，精神食慾好轉，脈象細滑，舌紅苔薄黃，治以益氣養陰，清熱散結以鞏固治療。

【方藥】生鱉甲 12 克　太子參 10 克　黃精 15 克　天冬 15 克　麥冬 15 克　貓爪草 30 克　山慈姑 6 克　玉竹 12 克　石斛 15 克　生山藥 18 克　浙貝母 12 克　瓜蔞 6 克　生薏米 30 克　當歸 15 克　甘草 10 克。

上藥共研細麵，煉蜜為丸，每丸重 9 克，早晚空腹各服 1 丸。

導引養生功

張廣德養生著作　每冊定價350元

定價350元

定價350元

定價350元

定價350元

定價350元

定價350元

定價350元

定價350元

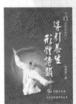
定價350元

定價350元

輕鬆學武術

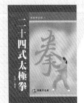
定價250元

定價250元

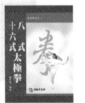
定價250元

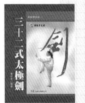
定價250元

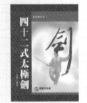
定價250元

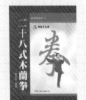
定價250元

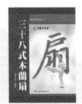
定價250元

定價250元

定價280元

定價330元

太極跤

定價250元

定價250元

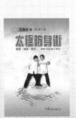
定價300元

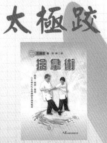
定價280元

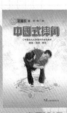
定價350元

彩色圖解太極武術

定價220元

定價220元

定價220元

定價220元

定價350元

定價350元

定價350元

定價350元

定價350元

定價350元

定價350元

定價350元

定價350元

定價220元

定價220元

定價220元

定價350元

定價220元

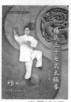
定價350元

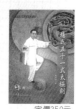
定價350元

定價220元

定價220元

定價220元

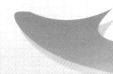

太極武術教學光碟

太極功夫扇
五十二式太極扇
演示：李德印 等
（2VCD）中國

夕陽美太極功夫扇
五十六式太極扇
演示：李德印 等
（2VCD）中國

陳氏太極拳及其技擊法
演示：馬虹（10VCD）中國
陳氏太極拳勁道釋秘
拆拳講勁
演示：馬虹（8DVD）中國
推手技巧及功力訓練
演示：馬虹（4VCD）中國

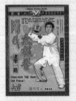
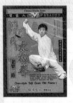
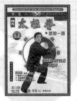

陳氏太極拳新架一路
演示：陳正雷（1DVD）中國
陳氏太極拳新架二路
演示：陳正雷（1DVD）中國
陳氏太極拳老架一路
演示：陳正雷（1DVD）中國

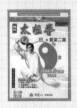
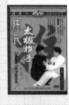
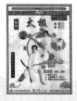

陳氏太極拳老架二路
演示：陳正雷（1DVD）中國
陳氏太極推手
演示：陳正雷（1DVD）中國
陳氏太極單刀・雙刀
演示：陳正雷（1DVD）中國

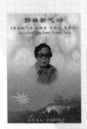

郭林新氣功
（8DVD）中國

本公司還有其他武術光碟
歡迎來電詢問或至網站查詢
電話：02-28236031
網址：www.dah-jaan.com.tw

原版教學光碟

歡迎至本公司購買書籍

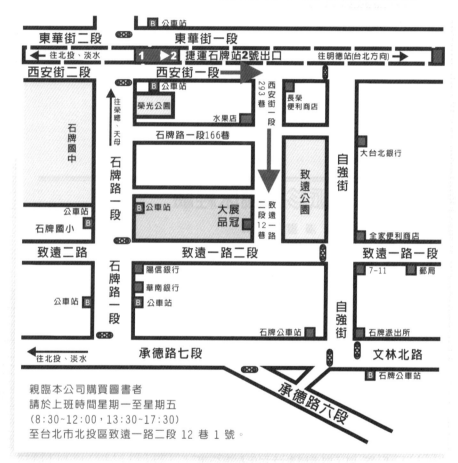

親臨本公司購買圖書者
請於上班時間星期一至星期五
(8:30~12:00，13:30~17:30)
至台北市北投區致遠一路二段 12 巷 1 號。

建議路線

1. 搭乘捷運・公車

　　淡水線石牌站下車，由石牌捷運站２號出口出站(出站後靠右邊)，沿著捷運高架往台北方向走(往明德站方向)，其街名為西安街，約走100公尺(勿超過紅綠燈)，由西安街一段293巷進來(巷口有一公車站牌，站名為自強街口)，本公司位於致遠公園對面。搭公車者請於石牌站(石牌派出所)下車，走進自強街，遇致遠路口左轉，右手邊第一條巷子即為本社位置。

2. 自行開車或騎車

　　由承德路接石牌路，看到陽信銀行右轉，此條即為致遠一路二段，在遇到自強街(紅綠燈)前的巷子(致遠公園)左轉，即可看到本公司招牌。

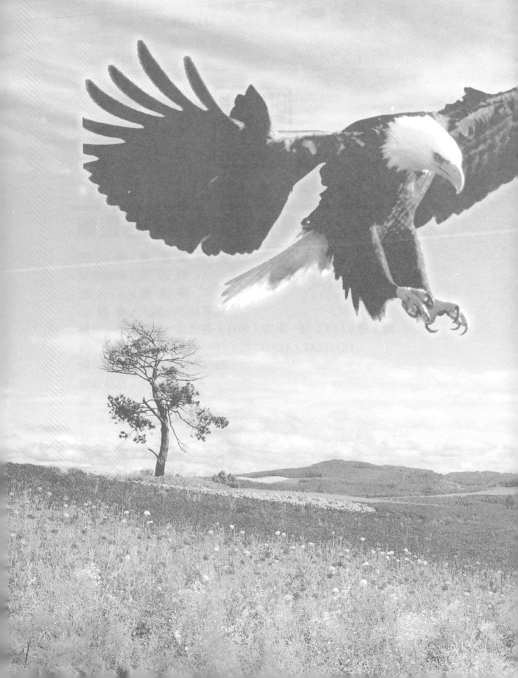

大展好書　好書大展
品嘗好書　冠群可期

大展好書　好書大展

品嘗好書　冠群可期